FORSCHUNGSBERICHTE DES LANDES NORDRHEIN-WESTFALEN

Nr. 1912

Herausgegeben im Auftrage des Ministerpräsidenten Heinz Kühn
von Staatssekretär Professor Dr. h. c. Dr. E. h. Leo Brandt

DK 612.13-087:612.745

Prof. Dr. med. Bernhard Lüderitz
Priv. Doz. Dr. med. Walter Noder

*Bäderwissenschaftliches Institut
des Staatsbades Salzuflen an der Universität Münster*

Die Bedeutung des Verhaltens der Kreislaufgrößen unter körperlicher Arbeit für Prophylaxe und Rehabilitation

I. Mitteilung:
Das Verhalten der Kreislaufgrößen beim gesunden Menschen

Springer Fachmedien Wiesbaden GmbH 1968

ISBN 978-3-663-19962-5   ISBN 978-3-663-20308-7 (eBook)
DOI 10.1007/978-3-663-20308-7

Verlags-Nr. 011912

© 1968 by Springer Fachmedien Wiesbaden

Ursprünglich erschienen bei Westdeutscher Verlag GmbH, Köln und Opladen 1968.

Inhalt

A. Einleitung 5
B. Bisheriger Stand der Kenntnisse auf Grund der Arbeiten älterer Autoren ... 5
   1. Das Herzminutenvolumen 6
   2. Schlagvolumen und Pulsfrequenz 6
   3. Das maximale Schlagvolumen und das Herzvolumen 7
   4. Der arterielle Blutdruck 7
C. Methode 7
   1. Untersuchungsgang 8
   2. Verwendete Geräte 8
   3. Gewinnung der Meßwerte 9
   4. Errechnete Größen 9
   5. Modellversuche 9
   6. Untersuchungsgut 11
D. Ergebnisse 11
   1. Das Herzminutenvolumen 11
      a) Abhängigkeit von der Sauerstoffaufnahme 12
      b) Einfluß des Lebensalters auf das Herzminutenvolumen 12
      c) Einfluß des Geschlechtes auf das Herzminutenvolumen 13
      d) Abhängigkeit des Herzminutenvolumens von der Körperoberfläche ... 13
   2. Das Schlagvolumen 14
      a) Schlagvolumen und Herzminutenvolumen 14
      b) Einfluß des Lebensalters auf das Schlagvolumen 15
      c) Einfluß des Geschlechtes auf das Schlagvolumen 15
      d) Abhängigkeit des Schlagvolumens von der Körperoberfläche ... 15
      e) Abhängigkeit des Schlagvolumens von der Herzgröße 15
   3. Die Pulsfrequenz 16
      a) Pulsfrequenz, Herzminutenvolumen und Körperoberfläche 16
      b) Pulsfrequenz und Sauerstoffaufnahme 17
   4. Der arterielle Mitteldruck 17
      a) Arterieller Mitteldruck und Sauerstoffaufnahme 17
      b) Abhängigkeit des arteriellen Mitteldruckes vom Lebensalter ... 18
      c) Abhängigkeit des arteriellen Mitteldruckes vom Geschlecht 18
      d) Einfluß der Körperoberfläche auf den arteriellen Mitteldruck ... 18
      e) Abhängigkeit des arteriellen Mitteldruckes vom Oberarmumfang ... 19
E. Besprechung der Ergebnisse 19
F. Zusammenfassung 22
G. Abbildungen und Tabellen 23
H. Literaturverzeichnis 36

A. Einleitung

Angesichts der Zunahme von Störungen am Herzen und den Arterien als Ursache von Krankheit und Tod gewinnen Prophylaxe und Rehabilitation der Kreislaufkrankheiten immer mehr an Bedeutung. Gezielte Prophylaxe kann man nur treiben, wenn man die Gefahr einer Kreislauferkrankung frühzeitig erkennt. Dies ist nur möglich, wenn der Normalzustand und die Normalfunktion des Kreislaufs genau definiert ist, und zwar in seinen einzelnen Teilen. Diese Kenntnis ist auch für die Rehabilitation wichtig. Erst dann ist volle Rehabilitation erreicht, wenn die einzelnen Kreislauffunktionen wieder normal ablaufen. Bei den bis jetzt üblichen Kreislauffunktionsprüfungen wird meist nur die Gesamtleistungsfähigkeit des Kreislaufes erfaßt. Sie kann Gesundheit vortäuschen, weil auch bei erheblicher Störung einzelner Funktionen, durch kompensatorische Umstellung anderer Funktionen, noch eine gute Gesamtleistung zustande kommt.

Will man hier grundlegenden Wandel schaffen, so ist es erforderlich, nach Wegen zu suchen, die eine Erkennung der Krankheit vor ihrer klinischen Manifestation ermöglicht. Dies kann nur durch die Kreislaufanalyse, durch Untersuchung der einzelnen Kreislauffunktionen, gelingen.

Die Erkennung von Funktionsstörungen setzt jedoch voraus, daß man das normale Verhalten der einzelnen Funktionsgrößen kennt. Dies war für die wesentlichen Funktionsgrößen des Kreislaufs bisher nur in sehr geringem Umfang der Fall. Wir haben uns daher die Aufgabe gestellt, exakt definierbare Normwerte zu erarbeiten. Dabei hat sich gezeigt, daß die wichtigsten Funktionsgrößen des Kreislaufs, Herzminutenvolumen, Schlagvolumen und Pulsfrequenz, sowohl untereinander als auch zur Sauerstoffaufnahme und zur Körperoberfläche mathematisch exakt beschreibbare Beziehungen haben, die es erlauben, für jeden Menschen individuelle Normwerte anzugeben. Darüber hinaus ist es auch gelungen, für das Verhalten des arteriellen Blutdruckes Normwerte zu ermitteln, die sich durch eine wesentlich geringere Streuung als die bisherigen Richtwerte auszeichnen und eindeutige Abhängigkeiten von meßbaren physiologischen Konstanten aufweisen. Diese Gesetzmäßigkeiten gelten jedoch nur unter körperlicher Arbeit, weil unter Ruhebedingungen die Toleranzen der biologischen Regler zu groß und die Streuungen der Größen zu breit sind, so daß sich die Ergebnisse der Ruheuntersuchungen nicht mit Ergebnissen vergleichen lassen, die bei körperlicher Arbeit gewonnen wurden (NODER [29]).

Hierüber soll in dieser Arbeit berichtet werden.

B. Bisheriger Stand der Kenntnisse auf Grund der Arbeiten älterer Autoren

Zum Verständnis des Ausgangspunktes der eigenen Untersuchungen scheint es erforderlich, den bisherigen Stand unserer Kenntnisse über das Normalverhalten der Funktionsgrößen des Kreislaufs und ihre Beziehungen zueinander kurz zu skizzieren.

1. Das Herzminutenvolumen

Über das Verhalten des Herzminutenvolumens und seine Beziehungen zur wichtigsten physiologischen Bezugsgröße, der Sauerstoffaufnahme, liegen zahlreiche Untersuchungen vor (CHRISTENSEN [11], MATHES und HAUSS [27], COURNAND [12], DEXTER und Mitarb. [13], ASTRAND [4], ALBRECHT und Mitarb. [1], KOWALSKI und Mitarb. [24], ASMUSSEN und Mitarb. [3], DONALD und Mitarb. [14], FREEDMAN und Mitarb. [18], BEVEGARD und Mitarb. [5], CHAPMAN und Mitarb. [10], HOLMGREN und Mitarb. [21], BRANDI und Mitarb. [8], LEVY und Mitarb. [26], REEVES und Mitarb. [40], BÜHLMANN und Mitarb. [9], NODER [30], TABAKIN und Mitarb. [47], ULMER und Mitarb. [48]).
Die Ergebnisse dieser Untersuchungen, die mit den verschiedensten Methoden durchgeführt wurden, stimmen weitgehend überein:

a) Das Herzminutenvolumen steigt mit der Sauerstoffaufnahme an.

b) Der Anstieg des Herzminutenvolumens ist aber für verschiedene Personen unterschiedlich steil, das heißt, die Herzminutenvolumenzuwachsrate für gleiche Sauerstoffmehraufnahmen ist unterschiedlich groß.

Die graphische Darstellung dieses Verhaltens ergibt ein Verteilungsspektrum des Herzminutenvolumens, das in Richtung höherer Sauerstoffaufnahmen immer breiter wird (Abb. 1).
Die Ursache für dieses Verhalten ist darin zu suchen, daß die Herzminutenvolumensteigerung nicht allein von der Sauerstoffaufnahme, sondern auch noch von anderen, und zwar individuellen physiologischen Größen bestimmt wird. Darüber sind aber bisher keine Untersuchungen angestellt worden.
Von den meisten Untersuchern des Herzminutenvolumens ist bisher die Auffassung vertreten worden, daß die Abhängigkeit des Herzminutenvolumens von der Sauerstoffaufnahme linear sei. Tatsächlich läßt sich das in Abb. 1 gezeigte HMV-Verteilungsspektrum durch eine lineare Regression befriedigend beschreiben. Indes verläuft diese Regression nicht durch den Koordinatennullpunkt. Bei einer Sauerstoffaufnahme Null wäre demnach noch ein Herzminutenvolumen von mehreren Litern zu erwarten, wenn die lineare Regression zuträfe. Dies ist aber nicht möglich. Daraus folgt, daß eine lineare Regression die Verhältnisse nur annähernd richtig beschreibt und daß die Beziehung zwischen Herzminutenvolumen und Sauerstoffaufnahme nicht durch eine Gerade, sondern nur durch eine Kurve exakt zu beschreiben ist. Um dies jedoch nachweisen zu können, waren der Beobachtungsumfang der meisten bisher durchgeführten Untersuchungen zu klein und die Methoden zu unsicher.

2. Schlagvolumen und Pulsfrequenz

Der Versuch, einen quantitativen Zusammenhang zwischen Pulsfrequenz bzw. Schlagvolumen und einer anderen physiologischen Variablen zu finden, ist bisher nicht unternommen worden. Übereinstimmung besteht aber darüber, daß die Pulsfrequenz mit steigender Sauerstoffaufnahme immer zunimmt, während das Schlagvolumen zunehmen, gleichbleiben oder sogar abnehmen kann (DEXTER und Mitarb. [13], WEZLER und BÖGER [49], REINDELL und Mitarb. [41], CHRISTENSEN [11], ASMUSSEN und NIELSEN [3], DONALD und Mitarb. [14]).
Die verwirrende Mannigfaltigkeit dieser Beobachtungen kann aber ebenfalls nur im Sinne einer mehrdimensionalen Abhängigkeit von bisher nicht entdeckten oder unbeachteten physiologischen Bezugsgrößen gedeutet werden.

3. Das maximale Schlagvolumen und das Herzvolumen

Die Entdeckung der Beziehungen zwischen Druck, Volumen und Förderleistung eines gesunden Herzens durch Frank [16], Straub [46], Wiggers [50] und Starling [45] im Tierversuch führte in den ersten Dezennien dieses Jahrhunderts zur Entdeckung der sogenannten klassischen Herzgesetze, die durch spätere Nachuntersuchungen (Neuroth [28], Rushmer [42], Holt [22, 23], Bing [6], Schaede [43], Reindell [41]) in entscheidenden Punkten modifiziert wurden.

Diese Gesetzmäßigkeiten stellen die Grundlage dar für das Verständnis derjenigen Funktionen, die sich in den Begriffen Leistungsfähigkeit und Herzinsuffizienz zusammenfassen lassen und besagen, daß ein gesundes Herz um so leistungsfähiger ist, je größer es ist und bei maximaler Kontraktion nahezu sein gesamtes Füllungsvolumen auswerfen kann.

Es war jedoch bisher kein Verfahren bekannt, mit dem man beim Menschen routinemäßig das maximale Schlagvolumen und das Herzvolumen gleichzeitig bestimmen kann.

4. Der arterielle Blutdruck

Der arterielle Blutdruck ist technisch nach Riva–Rocci–Korotkoff einfach zu erfassen. Es liegt deshalb über das Verhalten des arteriellen Blutdrucks eine nahezu unübersehbare Literatur vor. Dies darf aber nicht darüber hinwegtäuschen, daß es bisher noch nicht zu einer einheitlichen Definition des normalen Blutdruckes gekommen ist. Die meistverbreitete Auffassung geht indes dahin, daß systolische Ruhewerte über 140 mm Hg und diastolische Ruhewerte über 90 mm Hg als pathologisch anzusehen sind.

Diese Definition der Norm ist aber deshalb unbefriedigend, weil sie keine quantitative Beziehung herstellt zu der Größe, die bei der Bestimmung des Blutdruckes eigentlich allein interessiert, nämlich dem peripheren Gefäßwiderstand, der seinerseits eine individuelle Variable ist. Sie erlaubt daher auch keine Bestimmung einer individuellen Norm. Diese Beziehung herzustellen, ist nur über den arteriellen Mitteldruck möglich. Nach O. Frank [17] ist nämlich der periphere Strömungswiderstand dem arteriellen Mitteldruck direkt und der Stromstärke umgekehrt proportional. Wir gehen deshalb nur von diesem Mitteldruck aus.

Aus diesen Darlegungen geht hervor, daß unsere bisherigen Kenntnisse über das Normalverhalten der wichtigsten Funktionsgrößen des Kreislaufes einer kritischen Betrachtung nicht standhalten, weil keine quantitativen Beziehungen zwischen den einzelnen Funktionsgrößen bekannt sind, die es ermöglichen, individuelle Soll- bzw. Normwerte anzugeben. Es war daher erforderlich, die einzelnen Funktionsgrößen des Kreislaufs erneut experimentell zu untersuchen.

C. Methode

Es wurden gemessen: der Sauerstoffverbrauch, das Herzminutenvolumen, die Halbwertzeit des Verdünnungsteiles der Indikatormischungskurve, die Pulsfrequenz und der arterielle Mitteldruck.

1. Untersuchungsgang

Sämtliche Untersuchungen wurden *unter körperlicher Arbeit* am Fahrradergometer im Liegen vorgenommen. Die zu untersuchenden Personen wurden zunächst gewogen und gemessen und anschließend so auf einen Untersuchungstisch gelagert, daß einerseits eine Arbeit am Fahrradergometer und andererseits der Anschluß an einen Spirographen möglich war.
Sodann wurde für die Messung des Herzminutenvolumens mit der Farbstoffverdünnungsmethode am hyperämisierten linken Ohr eine »Ohreinheit« angelegt zur Erfassung des Farbstoffdurchganges. Bei der »Ohreinheit« handelt es sich um eine Kombination von Lichtquelle und Fotozelle. Sie wird mittels eines Stirnbandes fixiert und nach den Vorschriften der unblutigen Oxymetrie (Atlaswerke) geeicht. Zur Farbstoffinjektion wurde eine Vene des rechten Armes vorbereitet. Sie wurde in der Ellenbeuge mit einer Straußschen Kanüle punktiert, und durch das Lumen der Kanüle wurde eine Kunststoffkapillare mit einem Außendurchmesser von 1 mm eingeführt. Die Kapillare wurde etwa 50 cm weit blind vorgeschoben, so daß damit gerechnet werden konnte, daß die Katheterspitze im Bereich der großen zentralen Venenstämme lag. Die Straußsche Kanüle wurde über das freie Ende der Kapillare entfernt und in deren Ende eine lockere Schlinge geschlagen, um ein Entgleiten in die Vene zu verhindern. Das freie Ende wurde mit einer Kanüle bewehrt und am Unterarm fixiert. Schließlich wurden zwei Brustwandelektroden und eine neutrale Elektrode zur Aufnahme der Pulsfrequenz aus dem Elektrokardiogramm angelegt.
Zur Registrierung des Blutdruckes wurde über dem sulcus bicipitalis der Innenseite des linken Oberarmes ein Spezialmikrophon für die Aufnahme der Korotkoff-Töne angelegt. Anschließend wurde darüber eine 13 cm breite Blutdruckmanschette befestigt. Nun wurde der Patient am Fahrradergometer belastet. Die Belastung wurde stufenweise gesteigert, und zwar generell um 25 Watt von 25 bis 125 Watt.
Nach Erreichen des relativen steady state jeder Belastungsstufe (im Mittel nach 5 Minuten, erkennbar an der Konstanz der Pulsfrequenz) wurde der Proband an einen Spirographen angeschlossen. Nun wurden die Sauerstoffaufnahme sowie die Pulsfrequenz registriert. Zusätzlich wurde jeweils in der letzten Minute jeder Belastungsstufe eine Indikatorverdünnungskurve nach Injektion von 10 mg Evans-Blue durch die liegende Kapillare über ein Oxymeter auf einem Schreiber aufgezeichnet. Der Papiervorschub betrug 10 mm pro Sekunde. Die Registrierverstärkung ergab eine Deflexion von 50 mm für 10% scheinbare Desaturation. Innerhalb jeder Belastungsstufe wurden während des steady states der systolische und diastolische Blutdruck fortlaufend intermittierend automatisch gemessen und aufgezeichnet.

2. Verwendete Geräte

a) Fahrradergometer, drehzahlunabhängig, der Firma Lode, Groningen,
b) Spirograph der Firma Dargatz, Hamburg, Typ 210 D, mit Gasomat,
c) Atlas-Doppeloxymeter EM 54 mit Ohreinheit*,
d) Pulszählgerät der Firma Siemens (Sirekust) mit automatischer Aufzeichnung der Meßwerte über einen Kompensographen*,
e) automatisches Blutdruckmeßgerät der Firma Siemens (Diasyst) mit automatischer Aufzeichnung der Meßwerte über einen Kompensographen*,
f) Tintenstrahldirektschreiber Cardirex 7 der Firma Siemens mit besonders ausgewählten Meßwerken*.

* Beschafft aus Mitteln der Forschungsstelle des Ministerpräsidenten.

3. Gewinnung der Meßwerte

(a) Der Sauerstoffverbrauch wurde spirographisch am geschlossenen System aus dem Anstieg der idealisierten Fußpunkte des Spirogramms als Funktion der Zeit ermittelt und über 2 Minuten integriert. Die O_2-Konzentration der Inspirationsluft wurde automatisch stabilisiert.

(b) Das Herzminutenvolumen wurde mit Hilfe der Indikatormischungskurve nach dem Verfahren von Hamilton [20] bestimmt. Die Meßwerte wurden auf semilogarithmischen Maßstab übertragen, um den Einfluß des rezirkulierenden Farbstoffes zu eliminieren.

Das Herzminutenvolumen läßt sich aus der Menge des injizierten Farbstoffes (I) und der Summe der Farbstoffkonzentrationen im strömenden Blut (Σc) nach Gleichung (1) errechnen.

$$(1) \qquad \mathrm{HMV} = \frac{I \cdot 60}{\Sigma c}$$

Zur Eichung der Farbstoffzeitkonzentrationskurve wurde ein eigenes Verfahren benutzt (Noder und Thürmann [31]).

(c) Die Halbwertzeit zur Berechnung des Herzvolumens wurde aus dem Verdünnungsteil der Indikatormischungskurve entnommen. Die Halbwertzeit ist diejenige Zeit, die verstreicht, bis die Farbstoffkonzentration im strömenden Blut jeweils die Hälfte des Ausgangswertes erreicht hat. Dies ergibt sich im praktischen Fall aus den Schnittpunkten des linearen Kurvenanteils des Verdünnungsschenkels in logarithmischem Maßstab mit der Zehner- und Fünferlinie einer logarithmischen Periode. Dazu ist die Kenntnis der Absolutkonzentration des Farbstoffes nicht erforderlich (Noder [32]).

(d) Als Pulsfrequenz galt der über 2 Minuten während der Registrierung der Sauerstoffaufnahme integrierte Frequenzwert der R-Zacken des Elektrokardiogramms.

(e) Der arterielle Mitteldruck wurde als arithmetischer Mittelwert der drei Blutdruckwerte errechnet, die systolisch und diastolisch während des steady states in jeder Belastungsstufe gemessen wurden.

(f) Der Oberarmumfang wurde über der Mitte des linken Oberarmes gemessen,

(g) die Körperoberfläche aus Körpergewicht und Körpergröße nach Du Bois und Du Bois [15] bestimmt.

4. Aus den so gewonnenen Meßgrößen wurden folgende Werte errechnet:

a) Das Schlagvolumen aus Herzminutenvolumen und Pulsfrequenz,
b) die Stromstärke des Blutes aus dem Herzminutenvolumen,
c) das Herzvolumen aus Stromstärke und Halbwertzeit der Indikatorverdünnungskurve.

5. Modellversuche

Zur Bestimmung des Herzvolumens sind einige Bemerkungen erforderlich, da es sich um eine neue Methode handelt, die eigens im Zusammenhang mit dieser Fragestellung entwickelt wurde. Diese Neuentwicklung war notwendig, weil bisher keine Methode bekannt war, die eine routinemäßige Bestimmung des Volumens der Herzhöhlen unter körperlicher Arbeit ermöglichte, ohne daß unzumutbare Eingriffe hätten vorgenommen werden müssen.

Die Methode basiert auf Beobachtungen, die wir im Modellversuch zum Studium der Faktoren angestellt haben, welche die Form einer Indikatorverdünnungskurve bestimmen.

Die wichtigsten Ergebnisse dieser Studien lassen sich folgenderweise zusammenfassen:
(a) Bei ideal turbulenter Strömung, exakt linearer, extrem schneller Zugabe des Farbstoffes und konstantem Strombettquerschnitt resultiert eine Gleichverteilung des Indikators im Trägermedium; eine »Kurve« in der Form, wie man sie bei Kreislaufuntersuchungen am biologischen Objekt beobachtet, kommt nicht zustande.
(b) Schaltet man in das Strombett eine Querschnitterweiterung [Kapazität (K)] ein, so erhält man eine Verteilungskurve, deren Form abhängt von

a) der Stromstärke (i),
b) dem Volumen der Querschnitterweiterung (V_K) und
c) der Geschwindigkeit der Zugabe des Indikators.

Dabei wird die »Steilheit« des Verdünnungsschenkels der Kurve allein vom Verhältnis i/V_K bestimmt. Der Verdünnungsschenkel verläuft um so steiler, je größer im Verhältnis i zu V_K ist. Da der Verdünnungsschenkel einer solchen Kurve einer e-Funktion folgt, ist die Halbwertzeit, das heißt die Zeit, die verstreicht, bis jeweils 50% der Indikatorkonzentration wieder ausgespült sind, ein Maß für das Verhältnis i zu V_K. Sind zwei der drei Größen (Halbwertzeit, Stromstärke, Kapazität) bekannt, dann läßt sich die dritte berechnen. Solchen Kapazitäten sind die Herzhöhlen vergleichbar.
(c) Schaltet man in das Strombett mehrere Kapazitäten ein, so ist bei Reihenschaltung die Halbwertzeit abhängig von i zu S_K, das heißt von der Stromstärke zur Summe der Kapazitäten.
Die Tatsache, daß die Halbwertzeit ein Maß für das Verhältnis von i zu K ist, macht darüber hinaus die Kenntnis der Absolutkonzentrationen des Indikators überflüssig. Da die e-Funktion in logarithmischem Maßstab eine Gerade wird, ist die Halbwertzeit in einfacher Weise aus der Differenz der Schnittpunkte der durch mindestens zwei Punkte der Verdünnungskurve definierten Geraden mit der Zehner- und Fünferlinie einer logarithmischen Periode mit jeder gewünschten Genauigkeit bestimmbar.
Es ist daher das Volumen einer Kapazität oder mehrerer in Reihe geschalteter Kapazitäten über die Halbwertzeit und Kenntnis von i mit Sicherheit auch dann bestimmbar, wenn die Absolutkonzentration des Indikators unbekannt ist.
Da der Kreislauf einem (wenn auch verzweigten) Strombett vergleichbar ist, in das eine Reihe von Kapazitäten (die Herzhöhlen) eingeschaltet sind, war zu erwarten, daß mit einer Indikatortechnik das Volumen der Herzhöhlen (V_c) bestimmt werden kann, wenn folgende Voraussetzungen annähernd erfüllt sind:
α) Die Stromstärke muß bekannt sein,
β) die Strömung muß turbulent sein,
γ) die Injektionszeit des Indikators muß kurz sein.
Zu α: Die Stromstärke im Gefäßsystem ist über das Herzminutenvolumen (HMV) bestimmbar.
Zu β: Die von den meisten Autoren vertretene Ansicht geht dahin, daß die Strömung in den arteriellen Gefäßen turbulent ist. Ob dies in gleicher Weise für das Herz zutrifft, das heißt, ob im Herzen zu jedem Zeitpunkt eine homogene Durchmischung des einströmenden Indikators mit dem Restblut angenommen werden darf, ist fraglich. Man wird aber wohl annehmen dürfen, daß unter körperlicher Arbeit zumindest im Bereich des maximalen Schlagvolumens ($V_{S\,max}$) bei gesunden Personen eine nahezu homogene Durchmischung erreicht wird. Unter diesen Bedingungen (submaximale körperliche Belastung) kann auch für die im Hauptschluß liegenden Venen (Hohlvenen, Lungenvenen) turbulente Strömung angenommen werden.
Zu γ: Bei peripherer Injektion, etwa in eine Cubitalvene, wird der Indikator infolge der inhomogenen Strömungsbedingungen auch bei rascher Injektion auseinander-

gezogen. Das hat zur Folge, daß die Einschwemmung des Indikators in die Herzhöhlen verlängert wird. Bei nicht rezirkulierenden Indikatoren ist das unbedeutend, da die gesuchte »Auswaschkurve« in jedem Fall erscheint. Bei rezirkulierenden Indikatoren, wie bei dem von uns verwandten Farbstoff Evans-Blue, können jedoch Auswaschkurve und Rezirkulationskurve miteinander interferieren, wenn die Einströmungszeit des Indikators in die Herzhöhlen zu lang wird. Bei Injektion des Indikators in einen der großen zentralen Venenstämme, etwa die obere Hohlvene, über eine 50–60 cm lange, blind vorgeschobene Plastikkapillare von 1 mm lichter Weite (Venoflex), ist diese Interferenz nicht zu befürchten. Wir haben deshalb dieses Verfahren angewandt.

6. Untersuchungsgut

Es wurden 2135 klinisch, elektrokardiographisch und röntgenologisch gesunde erwachsene Männer und Frauen im Alter zwischen 18 und 64 Jahren untersucht.

D. Ergebnisse

Die Ergebnisse sind in Form einer *Modelltabelle* niedergelegt (Tab. 1). Sie zeigt das *mittlere statistische Verhalten* der einzelnen untersuchten Personengruppen. Diese Tabelle wurde nach Art eines lateinischen Quadrates angelegt, und zwar sind zwei Quadrate übereinander projiziert. In dem einen Quadrat sind Geschlecht, Alter, Körperoberfläche und Sauerstoffaufnahme als unabhängige Variable, Herzminutenvolumen, Schlagvolumen, Pulsfrequenz und Herzvolumen als abhängige Variable angenommen. Das andere Quadrat hat als unabhängige Variable Geschlecht, Alter, Körperoberfläche, Sauerstoffaufnahme und Oberarmumfang und als abhängige Variable allein den arteriellen Mitteldruck. Beide Quadrate stimmen hinsichtlich der unabhängigen Variablen bis auf den Oberarmumfang überein und unterscheiden sich hinsichtlich der abhängigen Variablen durch den arteriellen Mitteldruck.
Unter Nr. 1 (Tab. 1) erscheinen die Mittelwerte der Meßergebnisse aller 25jährigen normalen Männer mit einer Körperoberfläche von 1,50 m^2 und 240 mm Oberarmumfang. Standardisiert sind die Sauerstoffaufnahmen, jeweils steigend um 250 ccm.
Unter Nr. 2 folgen die 35jährigen normalen Männer mit einem Oberarmumfang von 280 mm. So werden Alter, Oberarmumfang, Körperoberfläche und Geschlecht variiert.
Auf diese Weise wird *erreicht, daß die untersuchten abhängigen Variablen* (Herzminutenvolumen, Schlagvolumen, Pulsfrequenz, arterieller Mitteldruck und Herzvolumen) durch Querabhängigkeiten von den verschiedenen unabhängigen Variablen (Alter, Geschlecht, Körperoberfläche und Sauerstoffaufnahme) *nicht verfälscht werden können*.
Bei alleiniger Betrachtung der Modelltabelle sind nicht ohne weiteres Abhängigkeiten einzelner Funktionsgrößen im Sinne der Fragestellung zu erkennen. Es ist daher erforderlich, die einzelnen Größen nacheinander einer näheren Betrachtung zu unterziehen.

1. Das Herzminutenvolumen

Wie bereits eingangs erwähnt, war vom Herzminutenvolumen die Abhängigkeit von der Sauerstoffaufnahme qualitativ bekannt. Das Herzminutenvolumen steigt mit der Sauerstoffaufnahme an. Darüber hinaus war ein Einfluß der Körperoberfläche auch

unter Belastung zu vermuten, da frühere Untersucher in Ruhe eine Abhängigkeit gefunden haben. Es sollte ferner geprüft werden, ob Alter und Geschlecht sich auf das Herzminutenvolumen auswirken, wie dies von anderen Autoren beschrieben wurde.
Um einen genauen Einblick in die quantitative Abhängigkeit des Herzminutenvolumens von diesen Größen zu gewinnen, ist es zweckmäßig, die bei den einzelnen unabhängigen Variablen bestimmten Herzminutenvolumina in Gruppen zusammenzufassen und einander gegenüberzustellen.
Aus Tab. 1 sind Übersichten zusammengestellt und in einzelnen Tabellen niedergelegt.

a) Abhängigkeit von der Sauerstoffaufnahme

So ist aus Tab. 2 zu ersehen, daß mit der Sauerstoffaufnahme das mittlere Herzminutenvolumen ansteigt. Doch ist der *Anstieg nicht gleichmäßig*. Gleich großen Schritten der Sauerstoffaufnahme (Spalte 2, Tab. 2) stehen, wie aus Spalte 7 zu erkennen ist, immer kleinere Herzminutenvolumenzuwachsraten (Spalte 8) gegenüber. Der *Anstieg des Herzminutenvolumens* mit zunehmender Sauerstoffaufnahme ist also *nicht linear*, sondern folgt einer Kurve, wie sie in Abb. 2 dargestellt ist. Welcher Art diese Kurve ist, geht wiederum am besten aus der Tab. 2 hervor, in deren Spalte 9 die Quadrate der mittleren Herzminutenvolumina eingetragen sind. Man erkennt in Spalte 10, daß die Differenzen der Quadrate der Herzminutenvolumina sich nicht signifikant voneinander unterscheiden. Gleichen Sauerstoffmehraufnahmen entsprechen also gleiche Zunahmen der Herzminutenvolumenquadrate, oder, anders ausgedrückt, die *Quadrate der Herzminutenvolumina* sind unter körperlicher Arbeit *der Sauerstoffaufnahme proportional* [33], Gleichung (2).

(2) $$HMV^2 = \dot{V}_{O_2} \cdot k$$

Die *graphische Darstellung* dieses Verhaltens ergibt eine *Parabel* (Abb. 3), deren Scheitelpunkt der Koordinatennullpunkt ist.
Die Gleichung (2) beschreibt daher die Abhängigkeit des Herzminutenvolumens von der Sauerstoffaufnahme auch insofern richtig, als erwartungsgemäß das Herzminutenvolumen bei Sauerstoffaufnahme Null ebenfalls Null ist.
In Gleichung (2) findet sich eine Größe k. Sie bestimmt die Steilheit der in den Abb. 2 und 3 wiedergegebenen Kurven. Die Kurven verlaufen um so steiler, das HMV ist also ceteris paribus um so höher, je größer k in Gleichung (2) ist.
Überträgt man nun die Kurve der Abb. 3 in Abb. 1, wie dies in Abb. 4 geschehen ist, so kann man erkennen, daß diese Kurve das mittlere statistische Verhalten aller in Abb. 1 verwendeten Einzelwerte wiedergibt, also deren *Regressionslinie* darstellt. Das aus Abb. 1 ersichtliche Streuungsspektrum des Herzminutenvolumens legt daher den Schluß nahe, daß es sich aus Herzminutenvolumenzuwachskurven unterschiedlicher Steilheit zusammensetzt.
Die Gleichungen, die den Kurven zugehören, müssen daher unterschiedlich große k haben, die sich damit als *Ausdruck differenter individueller Faktoren* ausweisen. Hinter k können sich zum Beispiel Alter, Geschlecht und Körperoberfläche verbergen. Wir sind den möglichen Faktoren nachgegangen, die eine Streuung bewirken können.
Zunächst haben wir den

b) Einfluß des Lebensalters auf das Herzminutenvolumen

geprüft. Stellt man die aus Tab. 1 zu errechnenden Mittelwerte der Herzminutenvolumina in verschiedenen Altersgruppen einander gegenüber, wie dies in Tab. 3 geschehen ist, so ergibt sich folgendes Bild:

Die mittleren *Herzminutenvolumina aller vier Altersgruppen* zwischen 20 und 60 Jahren unter Belastung sind *gleich groß*. Ein *Einfluß des Lebensalters auf* die Höhe des *Herzminutenvolumens*, die Herzminutenvolumenzuwachskurve und damit auch *k* in Gleichung (2) läßt sich also *nicht nachweisen* [34].

Ein ähnliches Bild ergibt sich, wenn man nach dem

c) Einfluß des Geschlechtes auf das Herzminutenvolumen

fragt. Wie aus Tab. 4 zu ersehen ist, sind die mittleren *Herzminutenvolumina bei* normalen *Männern und Frauen gleich groß*. Auch sind hier die übrigen unabhängigen Variablen, Sauerstoffaufnahme, Alter und Körperoberfläche, innerhalb der zu vergleichenden Gruppen gleich verteilt, so daß sich ihre eventuellen Wirkungen auf die zu untersuchende Größe neutralisieren.
Die Frage, ob das *Geschlecht* einen *Einfluß auf* das *Herzminutenvolumen* unter körperlicher Arbeit hat, kann daher *verneint* werden [35].

d) Abhängigkeit des Herzminutenvolumens von der Körperoberfläche

Demgegenüber zeigt die *Körperoberfläche* einen *deutlichen Einfluß auf* das *Herzminutenvolumen*. In Tab. 5 sind die mittleren Herzminutenvolumina von Gruppen mit gleicher Körperoberfläche einander gegenübergestellt.
Man erkennt, daß die mittleren *Herzminutenvolumina mit* der *Körperoberfläche zunehmen*. Diese Zunahme ist statistisch gesichert. Ebenso wie bei der Abhängigkeit des Herzminutenvolumens von der Sauerstoffaufnahme nimmt aber auch hier das Herzminutenvolumen nicht in gleichem Maße zu wie die Körperoberfläche. Die Herzminutenvolumenzuwachsrate pro 0,25 m² Körperoberflächenvergrößerung wird in Richtung größerer Körperoberflächen immer kleiner. Die *Abhängigkeit des Herzminutenvolumens von der Körperoberfläche* ist also, ebenso wie die des Herzminutenvolumens von der Sauerstoffaufnahme, *nicht linear*. Auch hier wird die Art der Abhängigkeit aus den Spalten 9 und 10 deutlich.
In Spalte 9 der Tab. 5 sind die mittleren Herzminutenvolumina nämlich in ihre Quadrate erhoben worden, und man erkennt nun (Spalte 10), daß gleichen Körperoberflächendifferenzen gleiche Differenzen der Quadrate der mittleren Herzminutenvolumina gegenüberstehen.
Auch diese Abhängigkeit ist statistisch gesichert. Daraus folgt, daß unter Belastung das *Quadrat des Herzminutenvolumens* ceteris paribus *der Körperoberfläche proportional* ist, Gleichung (3):

(3) $$\mathrm{HMV}^2 = \mathrm{KO}_i \cdot k'$$

Weiter oben wurde gezeigt, Gleichung (2), daß mit der Sauerstoffaufnahme das Quadrat des Herzminutenvolumens proportional ansteigt, Alter und Geschlecht aber keinen Einfluß auf das Herzminutenvolumen haben. Es läßt sich deshalb nunmehr *feststellen, daß* unter körperlicher Arbeit das *Quadrat des Herzminutenvolumens* beim normalen Menschen *proportional* ist *dem Produkt aus Sauerstoffaufnahme und Körperoberfläche*, Gleichung (4), [36]:

(4) $$\mathrm{HMV}^2 = V_{O_2} \cdot \mathrm{KO}_i \cdot K$$

In dieser Gleichung (4) ist *K* eine *für alle Menschen verbindliche konstante Zahl*. Diese Zahl ist als *Anpassungsgröße* der verschiedenen Dimensionen (HMV, V_{O_2} und KO_i) aufzufassen und hat den Absolutwert 10^5, wenn das Herzminutenvolumen und die Sauerstoffaufnahme in Kubikzentimeter pro Minute, die Körperoberfläche aber in Quadratmeter angegeben werden. Wie sich leicht errechnen läßt, befriedigt die Gleichung (4) alle in der Tab. 1 wiedergegebenen Werte für das Herzminutenvolumen unter verschiedenen Sauerstoffaufnahmen bei den verschiedenen Körperoberflächen.

Das normale Verhalten des Herzminutenvolumens in Abhängigkeit von der Sauerstoffaufnahme und der Körperoberfläche läßt sich somit graphisch, wie in Abb. 5 gezeigt, darstellen.

Die Abb. 5 läßt erkennen, daß beim normalen Menschen ceteris paribus das *Herzminutenvolumen um so größer* ist, *je höher* die *Sauerstoffaufnahme* ist. Ebenso ist ersichtlich, daß die Herzminutenvolumenzuwachsrate für gleiche Sauerstoffmehraufnahmen um so größer wird, *je größer* die *Körperoberfläche* ist. Dabei sind die dargestellten Kurven Ausschnitte aus einfachen Parabeln, deren Scheitelpunkt der Koordinatennullpunkt ist.

Vergleicht man Abb. 5 mit Abb. 1, so findet man eine völlige Übereinstimmung der Streuungsspektren des Herzminutenvolumens in beiden Abbildungen. *Sauerstoffaufnahme und Körperoberfläche erklären* also *voll die Variabilität des Herzminutenvolumens bei Normalpersonen unter Belastung*. Es ist nicht damit zu rechnen, daß bei Normalpersonen außer diesen Größen auch noch andere individuelle Variable Einfluß auf den Absolutwert des Herzminutenvolumens nehmen.

2. Das Schlagvolumen

a) Schlagvolumen und Herzminutenvolumen

Das Verhalten des Schlagvolumens unter körperlicher Arbeit wird am deutlichsten an Hand einer graphischen Darstellung (Abb. 6). Die Abb. 6 stellt das Schlagvolumen als Funktion des Herzminutenvolumens dar.

Man erkennt auf dieser Abbildung, daß *mit steigendem Herzminutenvolumen* das Schlagvolumen zunächst *zunimmt*. Jenseits einer kritischen Grenze bleibt es auf seinem Maximalwert, obwohl das Herzminutenvolumen weiter ansteigt. Dieses Verhalten ist charakteristisch für den Normalen bei submaximaler körperlicher Belastung.

Die Abb. 6 läßt darüber hinaus weiter erkennen, daß der *Anstieg des Schlagvolumens* vor Erreichen des Maximalbereiches *nicht linear* zum Herzminutenvolumen erfolgt und daß beide Funktionen in ähnlicher Weise divergieren, wie dies für das Herzminutenvolumen in Abhängigkeit von der Sauerstoffaufnahme (Abb. 1) gezeigt wurde.

Überprüft man nun die Abhängigkeit des Schlagvolumens vom Herzminutenvolumen in ähnlicher Weise, wie dies weiter oben für die Abhängigkeit des Herzminutenvolumens geschehen ist, so zeigt sich, daß *im submaximalen Schlagvolumenbereich* das *Quadrat des Schlagvolumens dem Herzminutenvolumen proportional* ist (Tab. 6). In dieser Tabelle ist nur der submaximale Schlagvolumenbereich berücksichtigt, das heißt Schlagvolumina und Herzminutenvolumina bis zu einer Sauerstoffaufnahme von 1250 cm³. Dies ist deshalb geschehen, weil, wie aus Tab. 1 zu ersehen ist, oberhalb einer Sauerstoffaufnahme von 1250 cm³ für einzelne untersuchte Personen bereits der Bereich des maximalen Schlagvolumens beginnt.

Die Tabelle läßt erkennen, daß die mittleren Schlagvolumina mit den Herzminutenvolumina zunehmen, aber nicht linear. Gleichen Minutenvolumenzuwachsraten entsprechen in Richtung höherer Herzminutenvolumina abnehmende Schlagvolumenzunahmen. Dagegen sind die *Quadrate der Schlagvolumina den Herzminutenvolumina proportional* [37].

Ähnlich wie dies für das Verhalten des Herzminutenvolumens in Abhängigkeit von der Sauerstoffaufnahme weiter oben gezeigt werden konnte, läßt sich die Abhängigkeit des

Schlagvolumens in seinem submaximalen Bereich vom Herzminutenvolumen durch eine Gleichung ausdrücken, Gleichung (5):

(5) $$V_S^2 = \text{HMV} \cdot k''$$

Nach der Gleichung ist das Quadrat des Schlagvolumens dem Herzminutenvolumen proportional. Die graphische Darstellung dieser Gleichung (Abb. 7) ergibt einen Parabelausschnitt, dessen Scheitelpunkt der Koordinatennullpunkt ist. Ganz ähnlich wie in Gleichung (2) die Konstante k die Steilheit der Parabel bestimmt, entsprechend der Abhängigkeit des Herzminutenvolumens von der Sauerstoffaufnahme, ist k'' in Gleichung (5) die bestimmende Größe für die Steilheit der Parabel in Abb. 7.

b) und c) Schlagvolumen, Lebensalter und Geschlecht

Auch für das Schlagvolumen haben wir die Abhängigkeit von Geschlecht und Lebensalter geprüft. Sie haben keinen Einfluß.

d) Abhängigkeit des Schlagvolumens von der Körperoberfläche

Dagegen ist das *Schlagvolumen* hinsichtlich seines Absolutwertes wieder *von der Körperoberfläche abhängig*. Stellt man nämlich die mittleren Schlagvolumina der einzelnen Körperoberflächengruppen einander gegenüber, so ergibt sich das Bild, wie es in Tab. 7 dargestellt ist. Die Schlagvolumina nehmen hier mit den Körperoberflächen zu. Die Zunahme ist aber auch wieder nicht linear.

Dagegen erweist sich das *Quadrat des Schlagvolumens der Körperoberflächenänderung proportional* [38]. Demnach läßt sich die Abhängigkeit des Schlagvolumens von Herzminutenvolumen und Körperoberfläche durch eine Gleichung ausdrücken:

(6) $$V_S^2 = \text{HMV} \cdot \text{KO}_i$$

Nach Gleichung (6) ist ceteris paribus das *Quadrat des Schlagvolumens der Körperoberfläche und dem Herzminutenvolumen proportional*. Diese Abhängigkeit gilt jedoch nur in einem individuell variablen Bereich des submaximalen Schlagvolumens, jenseits dessen das Schlagvolumen einen konstanten Wert (das maximale Schlagvolumen) annimmt.

Das normale Verhalten des Schlagvolumens in Abhängigkeit vom Herzminutenvolumen und der Körperoberfläche ist in Abb. 8 graphisch dargestellt. Hiernach steigt das Schlagvolumen in Abhängigkeit vom Herzminutenvolumen zunächst exponentiell an. Jenseits eines kritischen Wertes bleibt es konstant. Dabei ist die Schlagvolumenzuwachskurve um so höher und um so steiler, je größer die Körperoberfläche ist. Gleichzeitig ist aber zu erkennen, daß erwartungsgemäß auch die *maximalen Schlagvolumina von der Körperoberfläche abhängen*. Sie sind um so größer, je größer die Körperoberfläche ist (Abb. 9). Wie die Abbildung zeigt, besteht beim normalen Menschen eine *lineare Beziehung zwischen dem maximalen Schlagvolumen und der Körperoberfläche*. Je größer die Körperoberfläche, um so größer das maximale Schlagvolumen.

e) Abhängigkeit des Schlagvolumens von der Herzgröße

Das *Schlagvolumen* wird schon rein theoretisch *durch die Herzgröße* bzw. das Volumen der Herzhöhlen *begrenzt*; es kann *nicht größer* werden *als das enddiastolische Ventrikelvolumen*. Darüber hinaus ergibt sich aus dem Druckvolumendiagramm des gesunden Herzens (Abb. 10), daß bei maximaler Kontraktion des Herzmuskels Schlagvolumen und enddiastolisches Ventrikelvolumen nahezu gleich groß sein müssen. Es liegt nämlich das Maximum der isometrischen Kontraktionen (c) über einem Bereich der Ruhedehnungskurve (a), in dem die Kurve der isotonischen Maxima (b) ihre größte Steilheit aufweist.

Stellt man das maximale Schlagvolumen und das funktionelle Herzvolumen einander gegenüber, wie dies in Tab. 8 geschehen ist, so erkennt man, daß einerseits sowohl das maximale Schlagvolumen mit dem Herzvolumen und der Körperoberfläche linear ansteigt, andererseits aber das *maximale Schlagvolumen 95% des vierten Teiles des Herzvolumens* beträgt. Diese zunächst überraschende Feststellung ist darauf zurückzuführen, daß nach GREEN [19] und LAGERLÖF [25] *beim gesunden Herzen die einzelnen Höhlen* untereinander *gleich groß* sind, das heißt ein zahlenmäßig identisches Volumen haben. Das Volumen eines Vorhofes bzw. eines Ventrikels ist daher beim gesunden Herzen gleich dem vierten Teil des Volumens aller Herzhohlräume. Da nun *beim gesunden Herzen* das *maximale Schlagvolumen* 95% oder *nahezu gleich groß* ist *wie* der vierte Teil des enddiastolischen Herzvolumens, oder, anders ausgedrückt, nahezu gleich groß ist wie das *Volumen eines Ventrikels*, so ist dieser Befund eine experimentelle Bestätigung der aus dem Druckvolumendiagramm zu erwartenden Verhältnisse.

3. Die Pulsfrequenz

Im vorigen Kapitel wurde dargelegt, daß beim normalen Menschen das Schlagvolumen in seinem submaximalen Bereich eine quadratische Funktion des Herzminutenvolumens und der Körperoberfläche ist, und daß jenseits einer individuell variablen Grenze das Schlagvolumen auch bei weiterer Zunahme des Herzminutenvolumens konstant bleibt. Dabei ist die Höhe des maximalen Schlagvolumens durch das Ventrikelvolumen und damit die körperoberflächenabhängige Herzgröße vorgegeben.

Schlagvolumen und Pulsfrequenz hängen über das Herzminutenvolumen unmittelbar voneinander ab, Gleichung (7):

$$(7) \qquad V_S \cdot F_P = \text{HMV}$$

a) Pulsfrequenz, Herzminutenvolumen und Körperoberfläche

Die *Pulsfrequenz* verhält sich *umgekehrt proportional zum Herzminutenvolumen wie das Schlagvolumen*. Demgemäß ergibt sich für die Abhängigkeit der Pulsfrequenz vom Herzminutenvolumen ein Verhalten, wie es Abb. 11 zeigt. Die Abbildung läßt erkennen, daß auch die *Pulsfrequenz* bei einer individuell variablen kritischen Grenze einen *Verlaufsknick* zeigt. Jenseits dieses Knickes steigt aber die Pulsfrequenz steiler an, während das Schlagvolumen von hier ab nicht mehr ansteigt. Diese Tatsache war prinzipiell bekannt, aber es fehlten die quantitativen Zusammenhänge. Der Knick in der Pulsfrequenzzuwachskurve *markiert* eine *prinzipielle Umstellung*. Von hier ab kann das *Schlagvolumen nicht weiter gesteigert* werden. Wir haben daher diejenige Pulsfrequenz, die den *Beginn dieser Umstellung* kennzeichnet, als *Grenzfrequenz des Pulses 1. Ordnung* bezeichnet. Aus diesem Grunde wird oberhalb dieser Grenze die Pulsfrequenzänderung proportional der Herzminutenvolumenänderung.

Für den Bereich unterhalb der individuellen Grenzfrequenz des Pulses gilt infolge der gegenseitigen Abhängigkeit der Pulsfrequenz und des Schlagvolumens vom Herzminutenvolumen folgende Beziehung nach Gleichung (8), [37, 38]:

$$(8) \qquad F_P^2 = \text{HMV} \cdot \text{KO}_i^{-1}$$

Die Gleichung besagt, daß das *Quadrat der Pulsfrequenz proportional* ist *dem Herzminutenvolumen und umgekehrt proportional der Körperoberfläche*, das heißt, *je größer die Körperoberfläche, desto kleiner ist* ceteris paribus das Quadrat der Pulsfrequenz und damit auch die *Pulsfrequenz* selbst.

Die Abb. 12 zeigt dieses Verhalten in einem Koordinatennetz für vier verschiedene Körperoberflächen, nämlich 1,50, 1,75, 2,00 und 2,25 m², und es ist zu erkennen, daß umgekehrt wie in Abb. 5 für das HMV und Abb. 8 für des Schlagvolumen die höheren Werte zu den kleineren Körperoberflächen gehören.

b) Pulsfrequenz und Sauerstoffaufnahme

Da, wie im vorigen gezeigt werden konnte, sowohl das Herzminutenvolumen von der Sauerstoffaufnahme als auch die Pulsfrequenz vom Herzminutenvolumen in gesetzmäßiger, mathematisch exakt definierbarer Weise abhängen, war zunächst rein theoretisch zu folgern, daß auch *zwischen der Pulsfrequenz und der Sauerstoffaufnahme gesetzmäßige Beziehungen* bestehen müssen. Eine solche Abhängigkeit wäre *von großer praktischer Bedeutung, weil* es dann möglich sein würde, das *Herzminutenvolumen aus* $\dot{V}_{O_2}$ *und* F_P *zu berechnen*. Beide Größen lassen sich technisch wesentlich leichter bestimmen als das Herzminutenvolumen. Wir konnten durch unsere Untersuchungen nachweisen, daß tatsächlich zwischen V_{O_2} und F_P exakt definierbare Beziehungen bestehen. Diese Beziehungen sind aber oberhalb und unterhalb der Grenzfrequenz 1. Ordnung des Pulses verschieden.

Entsprechend der theoretischen Erwartung ergibt sich aus Tab. 1 für die Abhängigkeit der Pulsfrequenz von der Sauerstoffaufnahme unterhalb der Grenzfrequenz 1. Ordnung folgende Beziehung [39] nach Gleichung (9):

(9) $$\dot{V}_{O_2} \cdot K \cdot F_P^{-4} = KO_i$$

Für den Bereich oberhalb der Grenzfrequenz 1. Ordnung wird die Pulsfrequenzänderung proportional der Herzminutenvolumenänderung. Das bedeutet, daß oberhalb der Grenzfrequenz 1. Ordnung ebenso wie für das Herzminutenvolumen auch für die Pulsfrequenz eine quadratische Abhängigkeit von der Sauerstoffaufnahme besteht. Daher ist in diesem Bereich das Quadrat der Pulsfrequenz der Sauerstoffaufnahme proportional und der Proportionalitätsfaktor das Herzminutenvolumen, das man jeweils bei der Grenzfrequenz des Pulses 1. Ordnung in den einzelnen Fällen bestimmen würde (HMV$_{lim_I}$), Gleichung (10).

(10) $$\dot{V}_{O_2} \cdot K \cdot F_P^{-2} = HMV_{lim_I}$$

Dies hat, wie schon gesagt, große praktische Bedeutung. Es ist dies nämlich die theoretische Voraussetzung für die Möglichkeit, aus zwei einfach zu bestimmenden Meßgrößen, der Sauerstoffaufnahme und der Pulsfrequenz, das Herzminutenvolumen und das maximale Schlagvolumen mit großer Genauigkeit zu schätzen.

4. Der arterielle Mitteldruck

a) Arterieller Mitteldruck und Sauerstoffaufnahme

Trägt man die in Tab. 1 wiedergegebenen Werte des arteriellen Mitteldruckes unter körperlicher Arbeit in Abhängigkeit von der Sauerstoffaufnahme in ein Koordinatennetz ein, so erhält man eine graphische Darstellung, wie sie in Abb. 13 niedergelegt ist.

Der *arterielle Mitteldruck* bleibt trotz zunehmender Sauerstoffaufnahme zunächst *konstant*, um dann leicht anzusteigen (siehe auch Tab. 9).

Gemeinsames Merkmal aller untersuchten Normalpersonen ist also eine relative *Konstanz des arteriellen Mitteldruckes* unterhalb eines bestimmten Bereiches. Dies erklärt sich aus der gesetzmäßigen Beziehung zwischen Druck, Stromstärke und Widerstand, wie sie von O. FRANK formuliert wurde. Nach O. FRANK ist der arterielle Mitteldruck der Stromstärke direkt und dem Widerstand umgekehrt proportional. Die Konstanz des Mitteldruckes *bedeutet* daher, *daß* bei normalen Personen innerhalb eines bestimmten Belastungsbereiches das *Produkt aus Stromstärke und Widerstand konstant* ist, oder, anders ausgedrückt, daß in diesem Bereich der periphere Widerstand um so kleiner wird, je höher die Stromstärke ansteigt. *Dieser Bereich* muß als *Bereich normaler Anpassung* aufgefaßt werden. Wird er überschritten, steigt der arterielle Mitteldruck an, das heißt, der periphere Widerstand wird nicht in gleichem Ausmaß kleiner wie die Stromstärke zunimmt. Der Bereich normaler Anpassung des arteriellen Mitteldruckes zeigt eine *Streuung*. Die oberen und unteren Grenzwerte betragen im konkreten Fall 97 bzw. 117 mm Hg bei einem Mittelwert von 107 mm Hg. Als Ursache dieser Streuung kommen die von uns untersuchten unabhängigen Variablen in Frage.

b) Abhängigkeit des arteriellen Mitteldruckes vom Lebensalter

Um sich über den Einfluß des Alters auf den arteriellen Mitteldruck zu informieren, stellt man am besten die mittleren arteriellen Mitteldrucke der einzelnen Altersgruppen einander gegenüber, wie dies in Tab. 10 vorgenommen wurde.

Die Tabelle zeigt vier Altersgruppen und die Mittelwerte der in diesen Gruppen gemessenen Mitteldrucke. Die Tabelle zeigt darüber hinaus, daß in allen Altersgruppen die Mittelwerte der übrigen unabhängigen Variablen, von denen ein Einfluß auf die Höhe des arteriellen Mitteldruckes zu erwarten wäre, gleich groß sind. Alle übrigen Variablen, von denen ein Einfluß auf den arteriellen Mitteldruck zu erwarten wäre, sind also in den einzelnen Altersgruppen gleich verteilt. Daher ist gewährleistet, daß sich mögliche störende Einflüsse dieser anderen Variablen gegenseitig neutralisieren und somit die Altersverteilung des arteriellen Mitteldruckes nicht verfälschen können.

Die Tabelle zeigt, daß die mittleren *arteriellen Mitteldrucke der Altersgruppen zwischen 20 und 60 Jahren* bei normalen Männern und Frauen im Normalbereich der Anpassung *gleich groß* sind. Das *Lebensalter* selbst hat daher *keinen Einfluß auf* die Höhe des *arteriellen Mitteldruckes* unter körperlicher Arbeit.

c) Abhängigkeit des arteriellen Mitteldruckes vom Geschlecht

Stellt man die mittleren Mitteldrucke getrennt nach dem Geschlecht, also von Männern und Frauen, in ähnlicher Weise einander gegenüber wie dies in Tab. 10 für verschiedene Altersgruppen geschehen ist, so ergibt sich ein Bild, wie es die Tab. 11 zeigt.

Auch in dieser Tabelle sind die übrigen, vermutlich wirksamen Variablen auf beide Geschlechter gleich verteilt, um ihren Einfluß auszuschalten, und man erkennt, daß auch das *Geschlecht keinen* meßbaren *Einfluß auf* die Höhe des *arteriellen Mitteldruckes* nimmt.

d) Einfluß der Körperoberfläche auf den arteriellen Mitteldruck

Ebenso zeigt die *Körperoberfläche* ceteris paribus bei Normalpersonen *keinen* meßbaren *Einfluß auf* den *arteriellen Mitteldruck* im Normalbereich der Anpassung, wie Tab. 12 beweist.

e) Abhängigkeit des arteriellen Mitteldruckes vom Oberarmumfang

Demgegenüber macht sich aber der Oberarmumfang auf die Höhe des arteriellen Mitteldruckes unter körperlicher Arbeit deutlich bemerkbar (Tab. 13). Dies war bereits auf Grund älterer Untersuchungen zu erwarten [2]. Der *arterielle Mitteldruck steigt* unter körperlicher Arbeit *mit zunehmendem Oberarmumfang an*. Diese Zunahme ist linear, das heißt, einer Umfangsvergrößerung von 1 mm entspricht eine Druckzunahme von etwa 0,17 mm Hg.

Damit läßt sich hinsichtlich des Normalverhaltens des arteriellen Mitteldruckes zusammenfassend folgendes feststellen:

Beim normalen Menschen ist der *arterielle Mitteldruck* innerhalb eines individuell variablen Bereiches *konstant*, das heißt unabhängig von Sauerstoffaufnahme und damit auch vom Herzminutenvolumen. Der in diesem Bereich gemessene arterielle Mitteldruck soll hier als individueller aktueller Betriebsmitteldruck bezeichnet werden. Der aktuelle Betriebsmitteldruck ist bei normalen Menschen *abhängig vom Oberarmumfang*, dagegen unabhängig von Alter, Geschlecht und Körperoberfläche.

Somit ist *erstmals möglich*, für den Blutdruck des Menschen unter körperlicher Arbeit *individuelle Normwerte aufzuzeigen* (Abb. 14), die eine Aussage machen über die eigentlich interessierende Größe, nämlich den peripheren Widerstand. Dabei variiert der Betriebsmitteldruck nur in verhältnismäßig engen Grenzen. Es hat sich nämlich gezeigt, daß die individuellen Betriebsmitteldrucke mit einem Streubereich von nur ± 10 mm Hg (2 s) belastet sind. Darüber hinaus hat sich der Betriebsmitteldruck bei Mehrfachbestimmungen mit wechselnden Intervallzeiten (10 Minuten bis 26 Tage) als zuverlässig und gut reproduzierbar erwiesen.

E. Besprechung der Ergebnisse

Die in dieser Arbeit niedergelegten Ergebnisse von Untersuchungen über das Normalverhalten der Funktionsgrößen des Kreislaufs bieten eine *Reihe von neuen Erkenntnissen*. Sie widersprechen nicht dem bisher bereits gesicherten Wissen.
Gleichzeitig konnten *offene Fragen* und scheinbare *Widersprüche geklärt* werden.
Dies war nur durch eine *Synopsis des Beobachtungsgutes mit mathematisch-statistischen Verfahren* möglich. Eine solche Betrachtung ist bisher noch nicht an einem so großen Beobachtungsgut mit exakten Methoden durchgeführt worden. Zum Teil sind diese Untersuchungen auch erst dadurch möglich geworden, daß subtilere Methoden entwickelt wurden.
Als *wesentlichste neue Erkenntnis* muß die Klärung der *quadratischen Abhängigkeit des Herzminutenvolumens von der Sauerstoffaufnahme und der Körperoberfläche* angesehen werden. Das Herzminutenvolumen nimmt in der Dynamik des Kreislaufs eine Schlüsselstellung ein. Die quadratische Abhängigkeit *erklärt den Widerspruch*, der sich aus dem empirischen Verlauf der Herzminutenvolumenzuwachskurve einerseits und andererseits der Forderung ergibt, daß bei einer Sauerstoffaufnahme gleich Null auch das Herzminutenvolumen Null sein muß. Der *Irrtum* konnte *dadurch entstehen, daß der Radius der Herzminutenvolumenzuwachskurve* mit ansteigender Sauerstoffaufnahme *immer größer* wird und daß *bei körperlicher Arbeit* die *Sauerstoffaufnahme* bereits *so groß* ist, *daß* eine *Gerade vor-*

getäuscht wird. Die bisher von allen Untersuchern vertretene Auffassung einer linearen Abhängigkeit des Herzminutenvolumens von der Sauerstoffaufnahme beruhte vor allem auf dem Vergleich mit den Ruhewerten. Die *Herzminutenvolumenruhewerte verhalten sich statistisch so, als gehörten sie einer anderen Grundgesamtheit an als die Belastungswerte.* Sie liegen statistisch signifikant höher als nach der Sauerstoffaufnahme zu erwarten wäre. Da die Herzminutenvolumenruhewerte darüber hinaus auch eine größere Streuung haben als die Belastungswerte, erschien der Schluß gerechtfertigt, daß die *Toleranz des biologischen Reglers,* der das Herzminutenvolumen bestimmt, *in Ruhe und unter Belastung unterschiedlich* ist.

Als *zweite wesentliche Erkenntnis* muß die *Abhängigkeit des Herzminutenvolumens von* mehreren *anderen Funktionsgrößen* angesehen werden. Das Herzminutenvolumen ist nämlich, wie wir nachweisen konnten, nicht nur von der Sauerstoffaufnahme, sondern auch noch von der Körperoberfläche abhängig. Dabei sind *Sauerstoffaufnahme und Körperoberfläche* durchaus *gleichwertig,* wenn auch die Sauerstoffaufnahme infolge ihrer größeren Variabilität praktisch stärker wirksam wird. Bei normalen Personen erklären Sauerstoffaufnahme und Körperoberfläche allein ausreichend die Streubreite des Herzminutenvolumens unter körperlicher Arbeit. Von verschiedenen Autoren ist wiederholt eine Abhängigkeit des Herzminutenvolumens vom Lebensalter und vom Geschlecht beschrieben worden [7, 44, 49]. Eine solche Abhängigkeit konnten wir nicht nachweisen. Die Erklärung für diesen Widerspruch ist in zwei Fakten zu suchen:

a) Die meisten früheren Untersuchungen wurden unter Körperruhe vorgenommen.
b) Die Abhängigkeit des Herzminutenvolumens von der Körperoberfläche unter Belastung wurde nie berücksichtigt.

Da Frauen im allgemeinen eine kleinere Körperoberfläche haben als Männer, müssen sie im Durchschnitt auch kleinere Herzminutenvolumina haben. Man hat daraus geschlossen, daß durch das Geschlecht das Herzminutenvolumen beeinflußt wird. Dies ist aber nicht der Fall. Männer mit kleinerer Körperoberfläche haben auch ein kleineres Herzminutenvolumen. Unter sonst gleichen Bedingungen sind die Herzminutenvolumina bei Männern und Frauen gleich.

Der früher vermutete Altersgang des Herzminutenvolumens aber erklärt sich vorwiegend aus der Tatsache, daß es sich bei älteren Arbeiten nicht um vergleichbare Gruppen im Hinblick auf die funktionsanalytische Normalität gehandelt hat.

Die außerordentliche *Variabilität der Pulsfrequenz und des Schlagvolumens* haben lange Zeit dem Versuch getrotzt, gesetzmäßige Abhängigkeiten für diese beiden Größen zu finden. Auch hier haben unsere Untersuchungen gezeigt, daß sich die Variabilität durch eine mehrdimensionale Abhängigkeit des Schlagvolumens von Herzminutenvolumen und Körperoberfläche ergibt. Sie *läßt sich* gesetzmäßig *erklären durch gegenseitige Begrenzung* von Schlagvolumen und Pulsfrequenz *bei vorgegebenem Herzminutenvolumen und* die zwangsläufige *Begrenzung des Schlagvolumenanstieges durch* die körperoberflächenabhängige *Herzgröße.*

Diese Gesetzmäßigkeit im Verhalten der Pulsfrequenz hat deshalb eine praktische Bedeutung, weil die Pulsfrequenz leicht zu erfassen ist und infolge ihrer Abhängigkeit vom Herzminutenvolumen und damit auch der Sauerstoffaufnahme Rückschlüsse auf andere, schwerer bestimmbare Größen zuläßt.

Eine besondere praktische Bedeutung aber kommt der Möglichkeit zu, das Herzvolumen bzw. das Ventrikelvolumen und seine Beziehung zum maximalen Schlagvolumen funktionsanalytisch zu bestimmen. Damit eröffnet sich ein *Weg, die Herzinsuffizienz frühzeitig und objektiv funktionsanalytisch zu erfassen* und Daten zu gewinnen, die der Aussage eines Druckvolumendiagramms verhältnismäßig nahe kommen. Die

Tatsache nämlich, daß es gelungen ist, das Verhältnis von Ventrikelvolumen und maximalem Schlagvolumen beim Normalen zu bestimmen, ist nicht nur eine Bestätigung der aus dem Druckvolumendiagramm des Warmblüters gefolgerten Erwartungen, sondern auch die methodische Grundlage einer funktionsanalytischen Früherfassung muskulärer Herzinsuffizienzen.

Insofern ergeben unsere *Untersuchungsergebnisse* eine praktische *Anwendungsmöglichkeit für Prophylaxe und Rehabilitation*.

In bezug auf das normale Blutdruckverhalten sind einige Erläuterungen notwendig.

Die *Angabe des arteriellen Blutdruckes in Form des diastolischen Minimums und des systolischen Maximums* sowie seine Messung in Körperruhe sind historisch bedingt und entsprechen der empiristischen Grundhaltung der medizinischen Wissenschaft.

Wenn man sich aber die Frage vorlegt, welche Information aus der Blutdruckmessung angestrebt wird, so erscheint das bisherige Vorgehen noch *nicht voll befriedigend*. Das Blutdruckverhalten läßt sich nämlich von *zwei physikalischen Modellen* her betrachten, die im Organismus realisiert sind, aber sich phänomenologisch überlagern.

Das eine physikalische Modell beschreibt ganz allgemein die *Hämodynamik bei gleichförmiger Strömung*. Seine Parameter sind Druck, Stromstärke und Widerstand. Bei gleichförmiger Strömung gibt es naturgemäß keine Druckpulsationen. Dieses einfache Strömungsmodell wird im Organismus *durch die Wirkung einer pulsierenden Strömung überlagert*, die durch die Systole und den Windkessel bedingt ist. Es kommt dadurch nämlich zu den bekannten Druckschwankungen im arteriellen System, deren Umkehrpunkte wir als systolischen und diastolischen Druck bezeichnen. Dieses pulsierende Strömungsmodell ist die Voraussetzung für das Wirksamwerden der Größen Pulsfrequenz und Schlagvolumen.

Wie gesagt, läßt sich nun das Phänomen Blutdruck aus diesen zwei Modellen betrachten. Steht das *Schlagvolumen* im Mittelpunkt des Interesses, dann ist die Betrachtung des *Modells pulsierender Strömung* sinnvoll, da die Druckdifferenz ceteris paribus Ausdruck von Schlagvolumen und Windkesselgröße ist. Steht aber der *periphere Widerstand* im Mittelpunkt des Interesses, so ist *aus der Druckdifferenz keine Information* zu gewinnen. Man ist daher gezwungen, die pulsierende Strömung zu abstrahieren und die Annahme zugrunde zu legen, als handelte es sich um eine gleichförmige Strömung. Dies bedingt die Einführung des Begriffes arterieller Mitteldruck. Der *arterielle Mitteldruck* ist die *gedankliche Umformung der pulsierenden Strömung in eine gleichförmige*, also der Druck, der unter sonst gleichen Bedingungen im arteriellen System herrschen würde, wenn die Pulsfrequenz sehr groß, das Schlagvolumen aber sehr klein würde.

Hinsichtlich des Blutdruckes beim gesunden Herzen steht aber *im Mittelpunkt des klinischen Interesses* der *periphere Widerstand*, die Größe also, die aus der Summe der peripheren Gefäßquerschnitte resultiert und die einen Schluß auf das Verhalten der Kreislaufperipherie gestattet. Es erscheint daher folgerichtig, bei der Betrachtung des arteriellen Blutdruckes von derjenigen Größe auszugehen, die ceteris paribus dem peripheren Widerstand proportional ist, also dem arteriellen Mitteldruck.

Am pheripheren Widerstand sind zwei Verhaltensweisen von Interesse:

1. Seine Höhe und
2. seine Änderung bei variabler Stromstärke, das heißt seine Anpassung.

Zur Beurteilung der Anpassung ist die Untersuchung unter wechselnden Bedingungen, also die Untersuchung bei stufenweise ansteigender Belastung unumgänglich. Dieses Vorgehen haben wir für unsere Untersuchungen gewählt.

Dabei hat sich gezeigt, daß *bei normalen Personen* der *arterielle Mitteldruck* innerhalb eines individuell variablen Bereiches eine *allgemein gültige Konstante* ist, *die nur durch die Meß-*

bedingungen variiert wird. Der periphere Widerstand ist um so kleiner, je größer die Stromstärke wird, und es tritt hinsichtlich der Absolutwerte beim Normalen nur eine geringfügige individuelle Streuung auf, die sich in einer Variabilität des arteriellen Mitteldruckes äußert. Dies entspricht den Erwartungen, die bereits von O. Frank postuliert wurden. Nach unseren Untersuchungen beträgt die Streuung ± 10 mm Hg.

Die hier erstmals im Zusammenhang vorgelegten Ergebnisse über das Normalverhalten der Funktionsgrößen des Kreislaufs unter körperlicher Arbeit bieten somit ein vollständiges Bild des Zusammenspiels aller bekannten, die Kreislauffunktion repräsentierenden Größen. Dabei ist es nicht verwunderlich, daß *alle Größen mehr oder weniger* deutlich *voneinander* und von bestimmten Konstitutionsmerkmalen in Form der Körperoberfläche *abhängen.*

Folgendes Schema soll dies verdeutlichen (Abb. 15). Das Schema zeigt, daß die Größen Herzvolumen, Ventrikelvolumen und maximales Schlagvolumen beim normalen Menschen lediglich von der Konstitution in Form seines Parameters Körperoberfläche abhängen, während die dynamischen Größen Herzminutenvolumen, Schlagvolumen und Pulsfrequenz daneben auch noch von der Stoffwechselgröße Sauerstoffaufnahme beeinflußt werden. Dementsprechend zeigen Herzvolumen, Ventrikelvolumen und maximales Schlagvolumen zu ihren Bezugsgrößen eine lineare, die von zwei Variablen abhängigen Größen aber eine quadratische Proportionalität.

Eine Sonderstellung nimmt der arterielle Mitteldruck ein. Der Mitteldruck ist nämlich für alle normalen Menschen im Normalbereich der Anpassung eine absolute Konstante, da die Abhängigkeit vom Oberarmumfang lediglich die Korrektur eines Meßfehlers bedeutet, den die unblutige Messung nach Riva-Rocci-Korotkoff mit sich bringt.

F. Zusammenfassung

Es wird über Ergebnisse von Untersuchungen berichtet, die klären sollten, welchen Gesetzmäßigkeiten die Funktionsgrößen des Kreislaufs folgen. Dieses Ziel wurde erreicht.

Wir konnten nachweisen, daß Herzminutenvolumen, Schlagvolumen und Pulsfrequenz sowohl zur Sauerstoffaufnahme und zur Körperoberfläche, als auch untereinander enge, exakt definierbare quadratische Abhängigkeiten aufweisen, und daß beim Normalen das maximale Schlagvolumen eine lineare Funktion der Herzgröße ist, die ihrerseits von der Körperoberfläche abhängt. Dagegen haben Alter und Geschlecht keinen direkten Einfluß auf die Funktionsgrößen des Kreislaufs.

Darüber hinaus konnte gezeigt werden, daß beim Normalen der arterielle Mitteldruck unter körperlicher Arbeit innerhalb eines bestimmten Bereiches eine konstante Größe ist. Er ist unabhängig von Alter, Geschlecht, Körperoberfläche und Sauerstoffaufnahme, dagegen abhängig vom Oberarmumfang.

G. Abbildungen und Tabellen

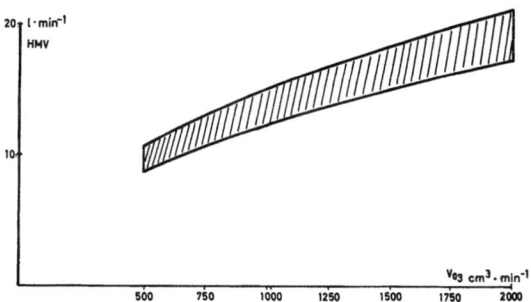

Abb. 1 Empirisches Verteilungsspektrum des Herzminutenvolumens (Ordinate) in Abhängigkeit von der Sauerstoffaufnahme (Abszisse) bei Normalpersonen
(Besprechung siehe S. 6)

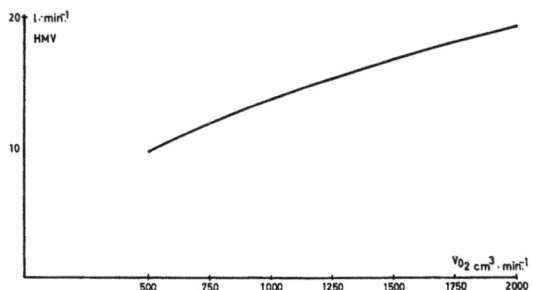

Abb. 2 Abhängigkeit des Herzminutenvolumens (Ordinate) von der Sauerstoffaufnahme (Abszisse)
(Siehe hierzu auch Tab. 2, S. 32; Besprechung siehe S. 12)

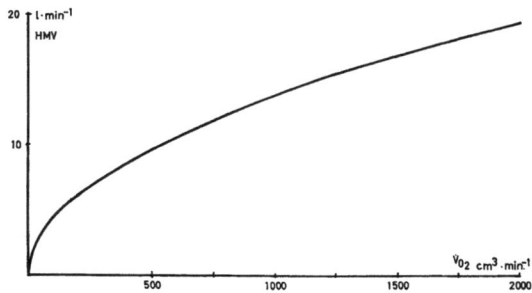

Abb. 3 Abhängigkeit des Herzminutenvolumens (Ordinate) von der Sauerstoffaufnahme (Abszisse)
Extrapolation der in Abb. 2, S. 23, dargestellten Kurve gegen Null nach Gleichung (2), S. 12

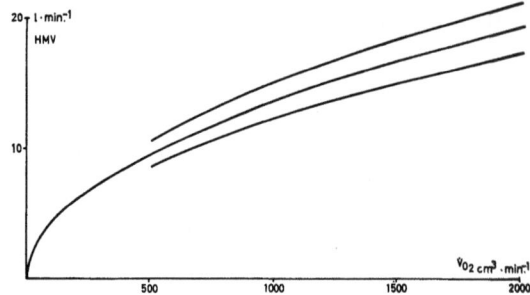

Abb. 4 Abhängigkeit des Herzminutenvolumens (Ordinate) von der Sauerstoffaufnahme (Abszisse)
Übertragung der Abb. 3, S. 23, in Abb. 1, S. 23; Besprechung siehe S. 12

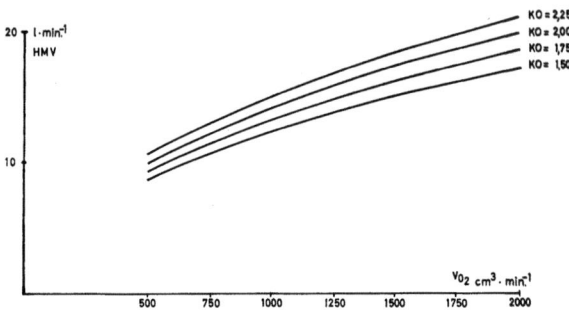

Abb. 5 Abhängigkeit des Herzminutenvolumens (Ordinate) von der Sauerstoffaufnahme (Abszisse) bei verschiedenen Körperoberflächen (KO)
(Besprechung siehe S. 14)

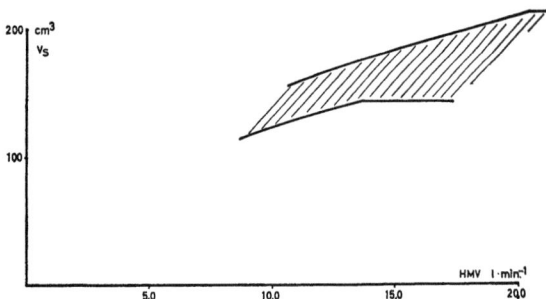

Abb. 6 Abhängigkeit des Schlagvolumens (Ordinate) vom Herzminutenvolumen (Abszisse)
(Besprechung siehe S. 14)

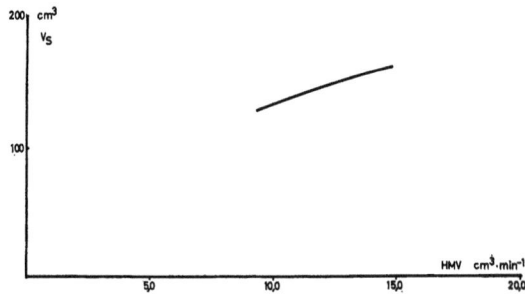

Abb. 7 Abhängigkeit des Schlagvolumens (Ordinate) vom Herzminutenvolumen (Abszisse)
(Besprechung siehe S. 15)

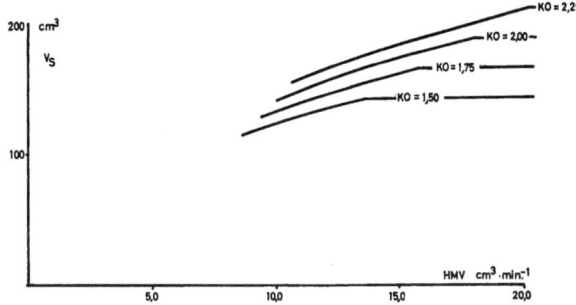

Abb. 8 Abhängigkeit des Schlagvolumens (Ordinate) vom Herzminutenvolumen (Abszisse) und von der Körperoberfläche (KO)
(Besprechung siehe S. 15)

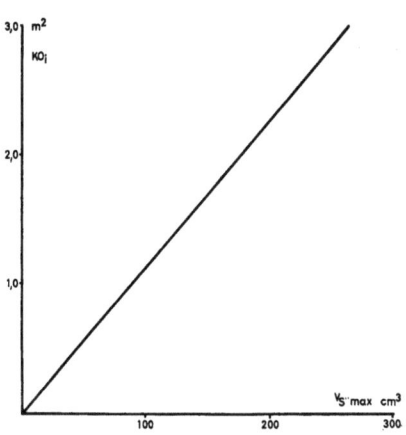
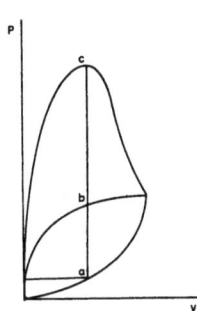

Abb. 9

Abhängigkeit des maximalen Schlagvolumens (Abszisse) von der Körperoberfläche (Ordinate)
(Besprechung siehe S. 15)

Abb. 10

Schema des Druckvolumendiagramms eines normalen Herzens
(Besprechung siehe S. 15–16)

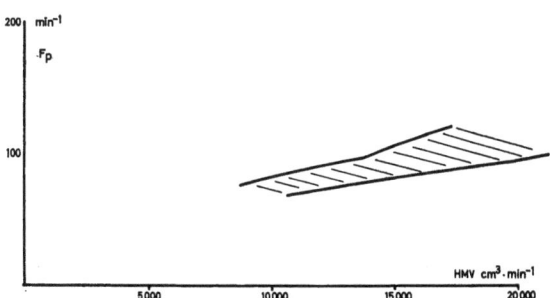

Abb. 11 Abhängigkeit der Pulsfrequenz (Ordinate) vom Herzminutenvolumen (Abszisse)
(Besprechung siehe S. 16)

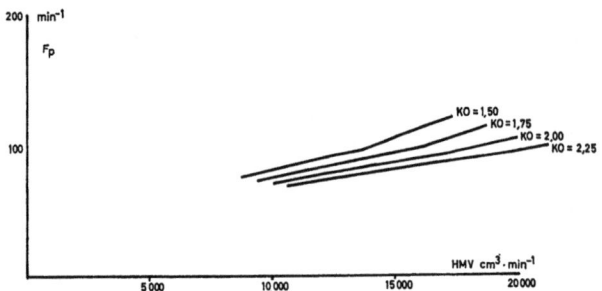

Abb. 12 Abhängigkeit der Pulsfrequenz (Ordinate) vom Herzminutenvolumen (Abszisse) und von der Körperoberfläche (KO)
(Besprechung siehe S. 17)

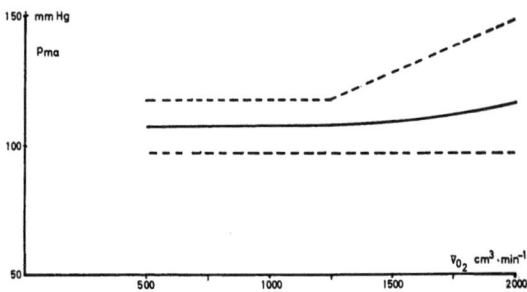

Abb. 13 Abhängigkeit des arteriellen Mitteldruckes (Ordinate) von der Sauerstoffaufnahme (Abszisse)
Die durchgezogene Linie stellt das Verhalten des Mittelwertes, die unterbrochene Linie die Bereichsgrenze dar
(Besprechung siehe S. 17–18)

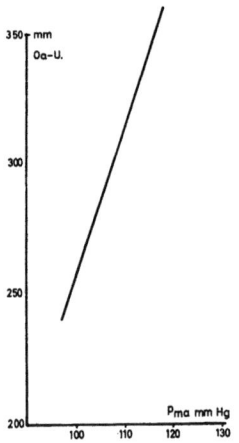

Abb. 14

Abhängigkeit des arteriellen Mitteldruckkes (Ordinate) vom Oberarmumfang (Abszisse) bei Normalpersonen
(Besprechung siehe S. 19)

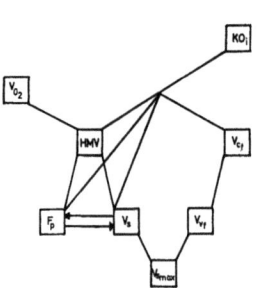

Abb. 15

Schema der Abhängigkeit der Funktionsgrößen des Kreislaufes untereinander und von äußeren Bezugsgrößen bei Normalpersonen
(Besprechung siehe S. 22)

Tab. 1 Modelltabelle der Untersuchungsergebnisse gesunder männlicher und weiblicher Probanden zwischen 20 und 60 Jahren

Es bedeuten:

KO_i	Körperoberfläche im m^2
Oa-Umf.	Umfang des Oberarmes in mm in Höhe der Manschette
$\dot{V}_{O_2}$	Sauerstoffaufnahme in $cm^3 \cdot min^{-1}$
HMV	Herzminutenvolumen in $cm^3 \cdot min^{-1}$
V_S	Schlagvolumen in cm^3
F_P	Pulsfrequenz pro Minute
p_{ma}	Arterieller Mitteldruck in mm Hg
V_{cf}	Herzvolumen in cm^3

(Besprechung siehe S. 11)

1	2	3	4	5	6	7	8	9	10	11
Nr.	Geschl.	Alter (Jahre)	KO_i (m^2)	Oa-Umf. (mm)	$\dot{V}_{O_2}$ ($cm^3 \cdot min^{-1}$)	HMV ($cm^3 \cdot min^{-1}$)	V_S (cm^3)	F_P (min)	p_{ma} (mm Hg)	V_{cf} (cm^3)
1	♂	25	1,50	240	500	8 660	114	76	97	600
					750	10 600	126	84	97	
					1000	12 250	136	90	97	
					1250	13 700	143	96	97	
					1500	15 000	143	105	97	
					1750	16 200	143	113	97	
					2000	17 320	143	121	97	
2	♂	35	1,50	280	500	8 660	114	76	104	600
					750	10 600	126	84	104	
					1000	12 250	136	90	104	
					1250	13 700	143	96	104	
					1500	15 000	143	105	104	
					1750	16 200	143	113	104	
					2000	17 320	143	121	104	
3	♂	45	1,50	320	500	8 660	114	76	111	600
					750	10 600	126	84	111	
					1000	12 250	136	90	111	
					1250	13 700	143	96	111	
					1500	15 000	143	105	122	
					1750	16 200	143	113	131	
					2000	17 320	143	121	140	
4	♂	55	1,50	360	500	8 660	114	76	117	600
					750	10 600	126	84	117	
					1000	12 250	136	90	117	
					1250	13 700	143	96	117	
					1500	15 000	143	105	128	
					1750	16 200	143	113	138	
					2000	17 320	143	121	148	

Fortsetzung Tab. 1

1	2	3	4	5	6	7	8	9	10	11
Nr.	Geschl.	Alter (Jahre)	KO_i (m^2)	Oa-Umf. (mm)	$\dot{V}_{O_2}$ ($cm^3 \cdot min^{-1}$)	HMV ($cm^3 \cdot min^{-1}$)	V_S (cm^3)	F_P (min)	p_{ma} (mm Hg)	V_{cf} (cm^3)
5	♂	25	1,75	280	500	9 350	128	73	104	700
					750	11 450	141	81	104	
					1000	13 230	152	87	104	
					1250	14 800	161	92	104	
					1500	16 150	166	97	107	
					1750	17 500	166	105	116	
					2000	18 700	166	113	124	
6	♂	35	1,75	240	500	9 350	128	73	97	700
					750	11 450	141	81	97	
					1000	13 230	152	87	97	
					1250	14 800	161	92	97	
					1500	16 150	166	97	99	
					1750	17 500	166	105	107	
					2000	18 700	166	113	115	
7	♂	45	1,75	360	500	9 350	128	73	117	700
					750	11 450	141	81	117	
					1000	13 230	152	87	117	
					1250	14 800	161	92	117	
					1500	16 150	166	97	117	
					1750	17 500	166	105	117	
					2000	18 700	166	113	117	
8	♂	55	1,75	320	500	9 350	128	73	111	700
					750	11 450	141	81	111	
					1000	13 230	152	87	111	
					1250	14 800	161	92	111	
					1500	16 150	166	97	111	
					1750	17 500	166	105	111	
					2000	18 700	166	113	111	
9	♂	25	2,00	320	500	10 000	141	71	111	800
					750	12 250	157	78	111	
					1000	14 140	168	84	111	
					1250	15 800	178	89	111	
					1500	17 320	186	93	111	
					1750	18 700	190	98	111	
					2000	20 000	190	105	111	
10	♂	35	2,00	360	500	10 000	141	71	117	800
					750	12 250	157	78	117	
					1000	14 140	168	84	117	
					1250	15 800	178	89	117	
					1500	17 320	186	93	117	
					1750	18 700	190	98	117	
					2000	20 000	190	105	117	
11	♂	45	2,00	240	500	10 000	141	71	97	800
					750	12 250	157	78	97	
					1000	14 140	168	84	97	
					1250	15 800	178	89	97	
					1500	17 320	186	93	97	
					1750	18 700	190	98	100	
					2000	20 000	190	105	107	

Fortsetzung Tab. 1

1	2	3	4	5	6	7	8	9	10	11
Nr.	Geschl.	Alter (Jahre)	KO_i (m^2)	Oa-Umf. (mm)	$\dot{V}_{O_2}$ ($cm^3 \cdot min^{-1}$)	HMV ($cm^3 \cdot min^{-1}$)	V_S (cm^3)	F_P (min)	p_{ma} (mm Hg)	V_{cf} (cm^3)
12	♂	55	2,00	280	500	10 000	141	71	104	800
					750	12 250	157	78	104	
					1000	14 140	168	84	104	
					1250	15 800	178	89	104	
					1500	17 320	186	93	104	
					1750	18 700	190	98	108	
					2000	20 000	190	105	115	
13	♂	25	2,25	360	500	10 600	155	69	117	900
					750	12 980	171	76	117	
					1000	15 000	184	82	117	
					1250	16 760	194	86	117	
					1500	18 360	203	90	117	
					1750	19 840	211	94	117	
					2000	21 200	214	99	122	
14	♂	35	2,25	320	500	10 600	155	69	111	900
					750	12 980	171	76	111	
					1000	15 000	184	82	111	
					1250	16 760	194	86	111	
					1500	18 360	203	90	111	
					1750	19 840	211	94	111	
					2000	21 200	214	99	116	
15	♂	45	2,25	280	500	10 600	155	69	104	900
					750	12 980	171	76	104	
					1000	15 000	184	82	104	
					1250	16 760	194	86	104	
					1500	18 360	203	90	104	
					1750	19 840	211	94	104	
					2000	21 200	214	99	104	
16	♂	55	2,25	240	500	10 600	155	69	97	900
					750	12 980	171	76	97	
					1000	15 000	184	82	97	
					1250	16 760	194	86	97	
					1500	18 360	203	90	97	
					1750	19 840	211	94	97	
					2000	21 200	214	99	97	
17	♀	25	1,50	240	500	8 660	114	76	97	600
					750	10 600	126	84	97	
					1000	12 250	136	90	97	
					1250	13 700	143	96	97	
					1500	15 000	143	105	97	
					1750	16 200	143	113	97	
					2000	17 320	143	121	97	
18	♀	35	1,50	280	500	8 660	114	76	104	600
					750	10 600	126	84	104	
					1000	12 250	136	90	104	
					1250	13 700	143	96	104	
					1500	15 000	143	105	104	
					1750	16 200	143	113	104	
					2000	17 320	143	121	104	

Fortsetzung Tab. 1

1	2	3	4	5	6	7	8	9	10	11
Nr.	Geschl.	Alter (Jahre)	KO_i (m²)	Oa-Umf. (mm)	$\dot{V}_{O_2}$ (cm³·min⁻¹)	HMV (cm³·min⁻¹)	V_S (cm³)	F_P (min)	p_{ma} (mm Hg)	V_{cf} (cm³)
19	♀	45	1,50	320	500	8 660	114	76	111	600
					750	10 600	126	84	111	
					1000	12 250	136	90	111	
					1250	13 700	143	96	111	
					1500	15 000	143	105	122	
					1750	16 200	143	113	131	
					2000	17 320	143	121	140	
20	♀	55	1,50	360	500	8 660	114	76	117	600
					750	10 600	126	84	117	
					1000	12 250	136	90	117	
					1250	13 700	143	96	117	
					1500	15 000	143	105	128	
					1750	16 200	143	113	138	
					2000	17 320	143	121	148	
21	♀	25	1,75	280	500	9 350	128	73	104	700
					750	11 450	141	81	104	
					1000	13 230	152	87	104	
					1250	14 800	161	92	104	
					1500	16 150	166	97	107	
					1750	17 500	166	105	116	
					2000	18 700	166	113	124	
22	♀	35	1,75	240	500	9 350	128	73	97	700
					750	11 450	141	81	97	
					1000	13 230	152	87	97	
					1250	14 800	161	92	97	
					1500	16 150	166	97	99	
					1750	17 500	166	105	107	
					2000	18 700	166	113	115	
23	♀	45	1,75	360	500	9 350	128	73	117	700
					750	11 450	141	81	117	
					1000	13 230	152	87	117	
					1250	14 800	161	92	117	
					1500	16 150	166	97	117	
					1750	17 500	166	105	117	
					2000	18 700	166	113	117	
24	♀	55	1,75	320	500	9 350	128	73	111	700
					750	11 450	141	81	111	
					1000	13 230	152	87	111	
					1250	14 800	161	92	111	
					1500	16 150	166	97	111	
					1750	17 500	166	105	111	
					2000	18 700	166	113	111	
25	♀	25	2,00	320	500	10 000	141	71	111	800
					750	12 250	157	78	111	
					1000	14 140	168	84	111	
					1250	15 800	178	89	111	
					1500	17 320	186	93	111	
					1750	18 700	190	98	111	
					2000	20 000	190	105	111	

Fortsetzung Tab. 1

1	2	3	4	5	6	7	8	9	10	11
Nr.	Geschl.	Alter (Jahre)	KO_i (m^2)	Oa-Umf. (mm)	$\dot{V}_{O_2}$ ($cm^3 \cdot min^{-1}$)	HMV ($cm^3 \cdot min^{-1}$)	V_S (cm^3)	F_P (min)	p_{ma} (mm Hg)	V_{cf} (cm^3)
26	♀	35	2,00	360	500	10 000	141	71	117	800
					750	12 250	157	78	117	
					1000	14 140	168	84	117	
					1250	15 800	178	89	117	
					1500	17 320	186	93	117	
					1750	18 700	190	98	117	
					2000	20 000	190	105	117	
27	♀	45	2,00	240	500	10 000	141	71	97	800
					750	12 250	157	78	97	
					1000	14 140	168	84	97	
					1250	15 800	178	89	97	
					1500	17 320	186	93	97	
					1750	18 700	190	98	100	
					2000	20 000	190	105	107	
28	♀	55	2,00	280	500	10 000	141	71	104	800
					750	12 250	157	78	104	
					1000	14 140	168	84	104	
					1250	15 800	178	89	104	
					1500	17 320	186	93	104	
					1750	18 700	190	98	108	
					2000	20 000	190	105	115	
29	♀	25	2,25	360	500	10 600	155	69	117	900
					750	12 980	171	76	117	
					1000	15 000	184	82	117	
					1250	16 760	194	86	117	
					1500	18 360	203	90	117	
					1750	19 840	211	94	117	
					2000	21 200	214	99	122	
30	♀	35	2,25	320	500	10 600	155	69	111	900
					750	12 980	171	76	111	
					1000	15 000	184	82	111	
					1250	16 760	194	86	111	
					1500	18 360	203	90	111	
					1750	19 840	211	94	111	
					2000	21 200	214	99	116	
31	♀	45	2,25	280	500	10 600	155	69	104	900
					750	12 980	171	76	104	
					1000	15 000	184	82	104	
					1250	16 760	194	86	104	
					1500	18 360	203	90	104	
					1750	19 840	211	94	104	
					2000	21 200	214	99	104	
32	♀	55	2,25	240	500	10 600	155	69	97	900
					750	12 980	171	76	97	
					1000	15 000	184	82	97	
					1250	16 760	194	86	97	
					1500	18 360	203	90	97	
					1750	19 840	211	94	97	
					2000	21 200	214	99	97	

Tab. 2 Abhängigkeit des Herzminutenvolumens von der Sauerstoffaufnahme

Die aufgeführten Werte sind die Mittelwerte aller in Tab. 1 enthaltenen Meßwerte bei gleichen Sauerstoffaufnahmen, Abkürzungen siehe Tab. 1 (S. 27)
(Besprechung siehe S. 12)

1	2	3	4	5	6	7	8	9	10
N	$\dot{V}_{O_2}$ (cm^3·min^{-1})	♂	♀	KO$_i$ (m^2)	Alter (Jahre)	HMV (cm^3·min^{-1})	Diff.	HMV^2 (cm^3·min^{-1})	Diff.
32	500	16	16	1,825	40	9 652,5		931·10^5	
							2167,5		465·10^5
32	750	16	16	1,825	40	11 820,5		1397·10^5	
							1835,0		467·10^5
32	1000	16	16	1,825	40	13 655,0		1864·10^5	
							1610,0		465·10^5
32	1250	16	16	1,825	40	15 265,0		2330·10^5	
							1442,5		461·10^5
32	1500	16	16	1,825	40	16 707,0		2791·10^5	
							1352,5		470·10^5
32	1750	16	16	1,825	40	18 060,0		3261·10^5	
							1245,0		465·10^5
32	2000	16	16	1,825	40	19 305,0		3726·10^5	

Tab. 3 Abhängigkeit des Herzminutenvolumens vom Lebensalter

(Abkürzungen siehe Tab. 1, S. 27; Besprechung siehe S. 12–13)

1	2	3	4	5	6	7
N	Alter (Jahre)	♂	♀	KO$_i$ (m^2)	$\dot{V}_{O_2}$ (cm^3·min^{-1})	HMV (cm^3·min^{-1})
56	25	28	28	1,825	1250	15 265
56	35	28	28	1,825	1250	15 265
56	45	28	28	1,825	1250	15 265
56	55	28	28	1,825	1250	15 265

Tab. 4 Abhängigkeit des Herzminutenvolumens vom Geschlecht

(Abkürzungen siehe Tab. 1, S. 27; Besprechung siehe S. 13)

1	2	3	4	5	6
N	Geschlecht	KO$_i$ (m^2)	$\dot{V}_{O_2}$ (cm^3·min^{-1})	Alter (Jahre)	HMV (cm^3·min^{-1})
112	♂	1,825	1250	40	15 265
112	♀	1,825	1250	40	15 265

Tab. 5 Abhängigkeit des Herzminutenvolumens von der Körperoberfläche

(Abkürzungen siehe Tab. 1, S. 27; Besprechung siehe S. 13)

1	2	3	4	5	6	7	8	9	10
N	KO_i (m²)	♂	♀	$\dot{V}_{O_2}$ (cm³ · min⁻¹)	Alter (Jahre)	HMV (cm³ · min⁻¹)	Diff.	HMV² (cm² · min⁻¹)	Diff.
56	1,50	28	28	1250	40	13 390		1792 · 10⁵	
							1064		296 · 10⁵
56	1,75	28	28	1250	40	14 454		2089 · 10⁵	
							1004		300 · 10⁵
56	2,00	28	28	1250	40	15 458		2389 · 10⁵	
							933		297 · 10⁵
56	2,25	28	28	1250	40	16 391		2686 · 10⁵	

Tab. 6 Abhängigkeit des Schlagvolumens vom Herzminutenvolumen

(Abkürzungen siehe Tab. 1, S. 27; Besprechung siehe S. 14)

1	2	3	4	5	6	7	8	9	10
N	HMV (cm³ · min⁻¹)	♂	♀	KO_i (m²)	Alter (Jahre)	V_S (cm³)	$HMV \cdot V_S$	V_S^2 (cm³)	$HMV \cdot V_S^{-2}$
8	9 350	4	4	1,75	40	128,0	730	164	570
16	10 300	8	8	1,75	40	133,5	775	178	579
8	11 450	4	4	1,75	40	141,0	812	199	575
16	12 250	8	8	1,75	40	146,5	836	207	589
8	13 230	4	4	1,75	40	152,0	871	231	573
8	14 800	4	4	1,75	40	161,0	920	259	571

Tab. 7 Abhängigkeit des Schlagvolumens von der Körperoberfläche

(Abkürzungen siehe Tab. 1, S. 27; Besprechung siehe S. 15)

1	2	3	4	5	6	7	8	9	10
N	KO_i (m²)	♂	♀	HMV (cm³ · min⁻¹)	Alter (Jahre)	V_S (cm³)	$KO_i \cdot HMV \cdot V_S^{-1}$	V_S^2 (cm³)	
32	1,50	16	16	11 300	40	130	1303	169	1,003
32	1,75	16	16	12 200	40	146	1462	212	1,006
32	2,00	16	16	13 040	40	166	1571	274	0,952
32	2,25	16	16	13 830	40	176	1768	310	1,003

Tab. 8 *Abhängigkeit des maximalen Schlagvolumens vom Herzvolumen*

(Abkürzungen siehe Tab. 1, S. 27; Besprechung siehe S. 16)

1	2	3	4	5	6	7	8
N	V_{cf} (cm³)	KO_i (m²)	♂	♀	Alter (Jahre)	V_{Smax} (cm³)	$V_{cf} \cdot 4^{-1} \cdot 0{,}95$ (cm³)
8	600	1,50	4	4	40	143	143
8	700	1,75	4	4	40	166	166
8	800	2,00	4	4	40	190	190
8	900	2,25	4	4	40	214	214

Tab. 9 *Abhängigkeit des arteriellen Mitteldruckes von der Sauerstoffaufnahme*

(Abkürzungen siehe Tab. 1, S. 27; Besprechung siehe S. 17–18)

1	2	3	4	5	6	7	8
N	♂	♀	KO_i (m²)	Oa-Umf. (mm)	Alter (Jahre)	$\dot{V}_{O_2}$ (cm³ · min⁻¹)	p_{ma} 5(mm Hg)
32	16	16	1,825	300	40	500	107
32	16	16	1,825	300	40	750	107
32	16	16	1,825	300	40	1000	107
32	16	16	1,825	300	40	1250	107

Tab. 10 *Abhängigkeit des arteriellen Mitteldruckes vom Lebensalter*

(Abkürzungen siehe Tab. 1, S. 27; Besprechung siehe S. 18)

1	2	3	4	5	6	7	8
N	♂	♀	$\dot{V}_{O_2}$ (cm³ · min⁻¹)	KO_i (m²)	Alter (Jahre)	P_{ma} (mm Hg)	Oa-Umf. (mm)
32	16	16	875	1,825	25	107	300
32	16	16	875	1,825	35	107	300
32	16	16	875	1,825	45	107	300
32	16	16	875	1,825	55	107	300

Tab. 11 *Abhängigkeit des arteriellen Mitteldruckes vom Geschlecht*

(Abkürzungen siehe Tab. 1, S. 27; Besprechung siehe S. 18)

1	2	3	4	5	6	7
N	KO_i (m²)	Oa-Umf. (mm)	Alter (Jahre)	$\dot{V}_{O_2}$ (cm³ · min⁻¹)	Geschlecht	p_{ma} (mm Hg)
64	1,825	300	40	875	♂	107
64	1,825	300	40	875	♀	107

Tab. 12 Abhängigkeit des arteriellen Mitteldruckes von der Körperoberfläche

(Abkürzungen siehe Tab. 1, S. 27; Besprechung siehe S. 18)

1	2	3	4	5	6	7	8
N	♂	♀	Oa-Umf. (mm)	Alter (Jahre)	V_{O_2} ($cm^3 \cdot min^{-1}$)	KO_i (m^2)	p_{ma} (mm Hg)
32	16	16	300	40	875	1,50	107
32	16	16	300	40	875	1,75	107
32	16	16	300	40	875	2,00	107
32	16	16	300	40	875	2,25	107

Tab. 13 Abhängigkeit des arteriellen Mitteldruckes vom Oberarmumfang

(Abkürzungen siehe Tab. 1, S. 27; Besprechung siehe S. 19)

1	2	3	4	5	6	7	8
N	♂	♀	Alter (Jahre)	V_{O_2} ($cm^3 \cdot min^{-1}$)	KO_i (m^2)	Oa-Umf. (mm)	p_{ma} (mm Hg)
32	16	16	40	875	1,825	240	97
32	16	16	40	875	1,825	280	104
32	16	16	40	875	1,825	320	111
32	16	16	40	875	1,825	360	117

H. Literaturverzeichnis

[1] ALBRECHT, H., H. VALENTIN und H. VENRATH, Über die Atmung und das Herzminutenvolumen bei Arbeit und Sport sowie die Herzleistung. Zschr. exper. Med. 122, 356 (1953).
[2] ANSCHÜTZ, F., und E. BURKERT, Der Fehler der auskultatorischen Blutdruckmessung nach Riva–Rocci an umfangreichen Weichteilen. Zschr. Kreislaufforsch. 43, 335 (1954).
[3] ASMUSSEN, E., und M. NIELSEN, Cardiac output during muscular work and its regulation. Physiol. Rev., Baltimore 35, 778 (1955).
[4] ASTRAND, P. O., T. E. CUDDY, B. SALTIN and J. STENBERG, Cardiac output during submaximal and maximal work. J. Appl. Physiol., Wash. 19, 268 (1964).
[5] BEVEGARD, S., A. HOLMGREN and B. JONSSON, The effect of body position on the circulation at rest and during exercise, with special reference to the influence on the stroke volume. Acta physiol. Scand. 49, 279 (1960).
[6] BING, R. J., R. HEIMBECKER and W. FALHOLT, An estimation of the residual volume of blood in the right ventricle of normal and deseases human hearts in vivo. Amer. Heart J. 42, 483 (1951).
[7] BRANDFONBRENNER, M., M. LANDOWNE and N. W. SHOCK, Changes in cardiac output with age. Circulation 12, 557 (1955).
[8] BRANDI, G., and J. BRAMBILLA, Arterio-venous difference of oxygen, cardiac output and stroke volume in function of the energy consumption. Int. Zschr. angew. Physiol. 19, 130 (1961).
[9] BÜHLMANN, A., und H. GATTIKER, Herzzeitvolumen, Schlagvolumen und physikalische Arbeitskapazität. Schweiz. med. Wschr. 94, 443 (1964).
[10] CHAPMAN, C. B., J. N. FISHER and B. J. SPROULE, Behaviour of stroke volume at rest and during exercise in human beings. J. Clin. Invest. 39, 1208 (1960).
[11] CHRISTENSEN, E. H., Beiträge zur Physiologie schwerer körperlicher Arbeit: III. Gasanalytische Methoden zur Bestimmung des Herzminutenvolumens in Ruhe und während körperlicher Arbeit. Arbeitsphysiologie 4, 175 (1931).
[12] COURNAND, A., Measurement of the cardiac output in man using the right heart catheterisation. Fed. Proc. 4, 207 (1945).
[13] DEXTER, L., J. L. WHITTENBERGER, F. W. HAYNES, W. T. GOODALE, R. GORLIN and C. G. SAWYER, Effect of exercise on circulatory dynamics of normal individuals. J. Appl. Physiol., Wash. 3, 439 (1951).
[14] DONALD, K. W., J. M. BISHOP, G. CUMMING and O. L. WADE, The effect of exercise on the cardiac output and circulatory dynamics of normal subjects. Clin. Sc. 14, 37 (1955).
[15] DU BOIS und DU BOIS, Wissenschaftliche Tabellen (Basel 1960).
[16] FRANK, O., Zur Dynamik des Herzmuskels. Zschr. Biol. 32, 370 (1895).
[17] FRANK, O., Schätzung des Schlagvolumens des menschlichen Herzens auf Grund der Wellen- und Windkesseltheorie. Zschr. Biol. 90, 405 (1930).
[18] FREEDMAN, M. E., G. L. SNIDER, P. BROSTROFF, K. KIMELBLOT and L. N. KATZ, Effects of training and response of cardiac output to muscular exercise in athletes. J. Appl. Physiol., Wash. 8, 37 (1955).
[19] GREEN, H. D., Circulatory System: Physical principles. Med. Physics 2, 228 (1950).
[20] HAMILTON, W. F., J. M. KINSMAN and J. W. MOORE, Studies on the circulation. Amer. J. Physiol. 89, 322 (1929).
[21] HOLMGREN, A., B. JONSSON and T. SJÖSTRAND, Circulatory data in normal subjects at rest and during exercise in recumbent position, with special reference to the stroke volume at different work intensities. Acta physiol. Scand. 49, 343 (1960).
[22] HOLT, J. P., Estimation of the residual volume of the ventricle of the dog's heart by two indicator dilution technics. Circulat. Res. 4, 187 (1957).
[23] HOLT, J. P., and J. ALLENSWORTH, Estimation of the residual volume of the right ventricle of the dog's heart. Circulat. Res. 5, 323 (1957).

[24] KOWALSKI, H. J., W. H. ABELMANN, W. F. MCNEELY, N. R. FRANK and L. B. ELLIS, The cardiac output of normal subjects determined by the dye-dilution injection method at rest and during exercise. Arch. Int. Med., Chicago 228, 622 (1954).
[25] LAGERLÖF, H., H. BUCHT, L. WERKÖ and A. HOLMGREN, Determination of the cardiac output and the blood volume in the lungs and in the right and left heart by means of dye dilution curves. Acta med. Scand. 138, 149 (1950).
[26] LEVY, A. M., B. S. TABAKIN and J. S. HANSON, Cardiac output in normal man during steady state exercise utilizing dye-dilution technique. Brit. Heart J. 23, 425 (1961).
[27] MATTHES, K., und W. HAUSS, Untersuchungen über den Gasaustausch in der menschlichen Lunge: III. Mitteilung: Kreislauf und Atmung bei körperlicher Arbeit. Naunyn-Schmiedebergs Arch. exper. Path. 181, 635 (1936).
[28] NEUROTH, G., und K. WEZLER, Die Dynamik des isolierten, spontan schlagenden Froschherzens. Pflügers Arch. Physiol. 255, 93 (1952).
[29] NODER, W., Die Brauchbarkeit der Ruhewerte des Herzminutenvolumens bei funktionsanalytischen Untersuchungen. Im Druck.
[30] NODER, W., Die Bestimmung des Herzminutenvolumens und des zentralen Blutvolumens bei körperlicher Arbeit. Zschr. Kreislaufforsch. 52, 1206 (1963).
[31] NODER, W., und D. THÜRMANN, Die direkte unblutige Eichung der Indikatorverdünnungskurve zur Bestimmung des Herzminutenvolumens bei Verwendung des Ohroxymeters. Zschr. Kreislaufforsch. 51, 94 (1962).
[32] NODER, W., Über ein Verfahren zur Bestimmung des funktionellen Herzvolumens. Im Druck.
[33] NODER, W., Das Normalverhalten der Funktionsgrößen des Kreislaufs unter körperlicher Arbeit: I. Die Abhängigkeit des Herzminutenvolumens von der Sauerstoffaufnahme. Arch. Kreislaufforsch. 44, 224 (1964).
[34] NODER, W., Das Normalverhalten der Funktionsgrößen des Kreislaufs unter körperlicher Arbeit: III. Die Abhängigkeit des Herzminutenvolumens unter Belastung vom Lebensalter. Arch. Kreislaufforsch. 45, 28 (1964).
[35] NODER, W., Die Abhängigkeit des Herzminutenvolumens unter Belastung vom Geschlecht. Im Druck.
[36] NODER, W., Das Normalverhalten der Funktionsgrößen des Kreislaufs unter körperlicher Arbeit: VII. Die Abhängigkeit des Herzminutenvolumens von der funktionellen Körperoberfläche. Arch. Kreislaufforsch. 49, 284 (1966).
[37] NODER, W., Das Normalverhalten der Funktionsgrößen des Kreislaufs unter körperlicher Arbeit: IV. Die Abhängigkeit der Pulsfrequenz und des Schlagvolumens vom Herzminutenvolumen. Arch. Kreislaufforsch. 47, 61 (1965).
[38] NODER, W., Das Normalverhalten der Funktionsgrößen des Kreislaufs unter körperlicher Arbeit: V. Die Abhängigkeit der Pulsfrequenz und des Schlagvolumens von der Körperoberfläche. Arch. Kreislaufforsch. 47, 314 (1965).
[39] NODER, W., Das Normalverhalten der Funktionsgrößen des Kreislaufs unter körperlicher Arbeit: VIII. Die Abhängigkeit der Pulsfrequenz von der Sauerstoffaufnahme. Arch. Kreislaufforsch. 51, 262 (1966).
[40] REEVES, J. T., R. F. GROVER, S. G. BLUNT and G. F. FILLEY, Cardiac output response to standing and tread mill walking. J. Appl. Physiol., Wash. 16, 283 (1961).
[41] REINDELL, H., K. MUSSHOFF und H. KLEPZIG, Handbuch d. inn. Med. IX/1, Berlin, Göttingen, Heidelberg 1960.
[42] RUSHMER, R. F., Continous measurements of left ventricular dimensions in intact anaesthetized dogs. Circulat. Res. 2, 14 (1954).
[43] SCHAEDE, A., und P. THURN, Zur Frage des systolischen Restblutes beim Menschen. Fortschr. Röntgenstr. 86, 696 (1957).
[44] SCHRÖDER, R., W. DISSMANN, H. G. KAUDER und K. P. SCHÜREN, Altersabhängigkeit und Körperbezugsmaße des Herzzeitvolumens mit einem Beitrag zur Methodik der Farbverdünnungskurve. Klin. Wschr. 44, 753 (1966).
[45] STARLING, E. H., Linacre lecture on the law of the heart. Cambridge 1915.
[46] STRAUB, H., Dynamik des Säugetierherzens. Dtsch. Arch. klin. Med. 115, 531 (1914).

[47] TABAKIN, B. S., J. S. HANSON, T. W. MERRIAM and E. J. CALDWELL, Hemodynamic response of normal man to graded treadmill exercise. J. Appl. Physiol., Wash. 19, 457 (1964).

[48] ULMER, W. T., und G. BERTA, Herzminutenvolumen und Herzindex, Schlagvolumen und Schlagindex, Sauerstoffverbrauch und arterielle und venöse Blutgaswerte von gesunden Versuchspersonen in Ruhe und bei körperlicher Belastung. Pflügers Arch. Physiol. 280, 281 (1964).

[49] WEZLER, K., und A. BÖGER, Die Dynamik des arteriellen Systems. Erg. Physiol. 41, 292 (1939).

[50] WIGGERS, C. J., Some factors controlling the shape of the pressure curve in the right ventricle. Amer. J. Physiol. 33, 382 (1914).

Anmerkung: Die Titelabkürzungen medizinischer Zeitschriften sind entnommen aus: ARTELT, W., E. HEISCHKEL und C. WEHMER, Periodica Medica. Stuttgart 1952.

Forschungsberichte des Landes Nordrhein-Westfalen

Herausgegeben im Auftrage des Ministerpräsidenten Heinz Kühn
von Staatssekretär Professor Dr. h. c. Dr. E. h. Leo Brandt

Sachgruppenverzeichnis

Acetylen · Schweißtechnik
Acetylene · Welding gracitice
Acétylène · Technique du soudage
Acetileno · Técnica de la soldadura
Ацетилен и техника сварки

Arbeitswissenschaft
Labor science
Science du travail
Trabajo científico
Вопросы трудового процесса

Bau · Steine · Erden
Constructure · Construction material ·
Soil research
Construction · Matériaux de construction ·
Recherche souterraine
La construcción · Materiales de construcción ·
Reconocimiento del suelo
Строительство и строительные материалы

Bergbau
Mining
Exploitation des mines
Minería
Горное дело

Biologie
Biology
Biologie
Biologia
Биология

Chemie
Chemistry
Chimie
Quimica
Химия

Druck · Farbe · Papier · Photographie
Printing · Color · Paper · Photography
Imprimerie · Couleur · Papier · Photographie
Artes gráficas · Color · Papel · Fotografía
Типография · Краски · Бумага · Фотография

Eisenverarbeitende Industrie
Metal working industry
Industrie du fer
Industria del hierro
Металлообрабатывающая промышленность

Elektrotechnik · Optik
Electrotechnology · Optics
Electrotechnique · Optique
Electrotécnica · Optica
Электротехника и оптика

Energiewirtschaft
Power economy
Energie
Energía
Энергетическое хозяйство

Fahrzeugbau · Gasmotoren
Vehicle construction · Engines
Construction de véhicules · Moteurs
Construcción de vehículos · Motores
Производство транспортных · Средств

Fertigung
Fabrication
Fabrication
Fabricación
Производство

Funktechnik · Astronomie
Radio engineering · Astronomy
Radiotechnique Astronomie
Radiotécnica · Astronomía
Радиотехника и астрономия

Gaswirtschaft
Gas economy
Gaz
Gas
Газовое хозяйство

Holzbearbeitung
Wood working
Travail du bois
Trabajo de la madera
Деревообработка

Hüttenwesen · Werkstoffkunde
Metallurgy · Materials research
Métallurgie · Materiaux
Metalurgia · Materiales
Металлургия и материаловедение

Kunststoffe
Plastics
Plastiques
Plásticos
Пластмассы

Luftfahrt · Flugwissenschaft
Aeronautics · Aviation
Aéronautique · Aviation
Aeronáutica · Aviación
Авиация

Luftreinhaltung
Air-cleaning
Purification de l'air
Purificación del aire
Очищение воздуха

Maschinenbau
Machinery
Construction mécanique
Construcción de máquinas
Машиностроительство

Mathematik
Mathematics
Mathématiques
Mathemáticas
Математика

Medizin · Pharmakologie
Medicine · Pharmacology
Médecine · Pharmacologie
Medicina · Farmacología
Медицина и фармакология

NE-Metalle
Non-ferrous metal
Metal non ferreux
Metal no ferroso
Цветные металлы

Physik
Physics
Physique
Física
Физика

Rationalisierung
Rationalizing
Rationalisation
Racionalización
Рационализация

Schall · Ultraschall
Sound · Ultrasonics
Son · Ultra-son
Sonido · Ultrasónico
Звук и ультразвук

Schiffahrt
Navigation
Navigation
Navegación
Судоходство

Textilforschung
Textile research
Textiles
Textil
Вопросы текстильной промышленности

Turbinen
Turbines
Turbines
Turbinas
Турбины

Verkehr
Traffic
Trafic
Tráfico
Транспорт

Wirtschaftswissenschaften
Political economy
Economie politique
Ciencias económicas
Экономические науки

Einzelverzeichnis der Sachgruppen bitte anfordern

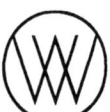

Westdeutscher Verlag · Köln und Opladen
567 Opladen/Rhld., Ophovener Straße 1–3, Postfach 1620

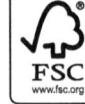

If you have any concerns about our products,
you can contact us on
ProductSafety@springernature.com

In case Publisher is established outside the EU,
the EU authorized representative is:
**Springer Nature Customer Service Center GmbH
Europaplatz 3, 69115 Heidelberg, Germany**

Printed by Libri Plureos GmbH
in Hamburg, Germany